Dra. Denise de Carvalho

IMUNIDADE, INTESTINOS
e Covid-19

O QUE FAZER PARA PREPARAR SEU
CORPO PARA A PRÓXIMA PANDEMIA

"Tudo começa nos intestinos"

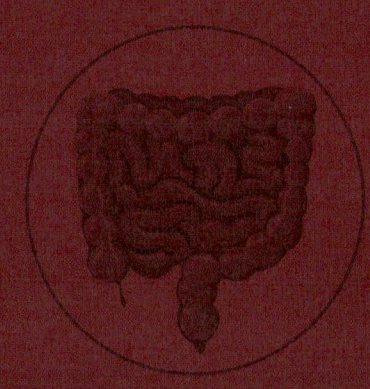

VITAL

Todos os direitos reservados.
Copyright © 2020 by Editora Pandorga.

Direção editorial
Silvia Vasconcelos
Produção editorial
Equipe Editora Pandorga
Revisão
Tuca Faria
Mônica d'Almeida
Diagramação
Plinio Ricca
Composição de capa
Lumiar Design

Texto de acordo com as normas do Novo Acordo Ortográfico da Língua Portuguesa (Decreto Legislativo nº 54, de 1995).

Dados Internacionais de Catalogação na Publicação (CIP) de acordo com ISBD
Elaborado por Vagner Rodolfo da Silva - CRB-8/9410

C331i   Carvalho, Denise de

Imunidade, intestinos e Covid-19: o que fazer para preparar seu corpo para a próxima pandemia / Denise de Carvalho. - Carapicuíba, SP : Pandorga, 2020.

176 p. : il. : 16cm x 23cm.

Inclui bibliografia e índice.

ISBN: 978-65-8714-038-4

1. Medicina. 2. Saúde. 3. Imunidade. 4. Intestinos. 5. Covid-19.
6. Pandemia. I. Título.

2020-1746   CDD 610

                                            CDU 61

Índice para catálogo sistemático:
1. Medicina : Saúde 610
2. Medicina : Saúde 61

2020
IMPRESSO NO BRASIL
PRINTED IN BRAZIL
DIREITOS CEDIDOS
PARA ESTA EDIÇÃO À EDITORA PANDORGA
RODOVIA RAPOSO TAVARES, KM 22
GRANJA VIANA – COTIA – SP
Tel. (11) 4612-6404
www.editorapandorga.com.br

SUMÁRIO

Introdução 9
Sistema imunológico 15
    Sistema imune inato 18
Inflammaging 27
    E de onde vem o estímulo que alimenta o "fogo
    da inflamação" durante o processo de envelhecimento? 29
O sistema digestivo do idoso e o *inflammaging* 33
    A microbiota do idoso 37
    O que pode alterar a composição da microbiota
    ao longo da vida e nos idosos? 42
Mecanismos fisiopatológicos envolvidos na Covid-19 49
Como modular o *inflammaging* e os intestinos 57
A importância do controle do estresse em momentos
de extremo desafio psicológico, como uma pandemia 63
Dieta 71
    Jejum e *inflammaging* 75
Nutrientes que podem prevenir ou melhorar a inflamação 83
    Ácidos graxos poli-insaturados 83
    Melatonina 87

    Quercetina 91
    Vitamina D 94
    Vitamina C 96
    Vitamina A 98
    Resveratrol 99
    N-acetilcisteína (NAC) 101
    Zinco 102
    Betaglucanas 104
Fitoterapia.. 109
    Sambucus nigra (elderberry) 110
    Echinacea purpurea 112
Otimização da digestão como forma de reduzir o *inflammaging* 115
    Estratégias suplementares 121
    Premissas da dieta mediterrânea (MedDiet) e como aplicá-la 125
    Adendo 128
        Germinando os grãos e as sementes 128
        Germinar no pote.. 130
Estratégias ambientais e comportamentais (exercícios físicos e expossoma) para fortalecer a imunidade 133
    Bem-estar 133
        Sono 137
        Exercícios físicos 143
        Expossoma 144
Agradecimentos 155
    Referências 157

Dedico este livro a todos que desejam saber o que fazer para manter seu corpo saudável e fortalecê-lo para a batalha da vida, tendo em mente que prevenir é sempre melhor que precisar lutar.

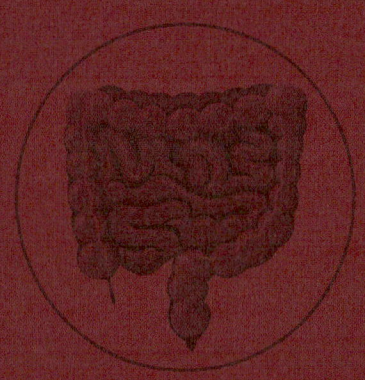

"Evitar guerras é muito mais gratificante do que vencer mil batalhas."

(Sun Tzu, *A Arte da Guerra*)

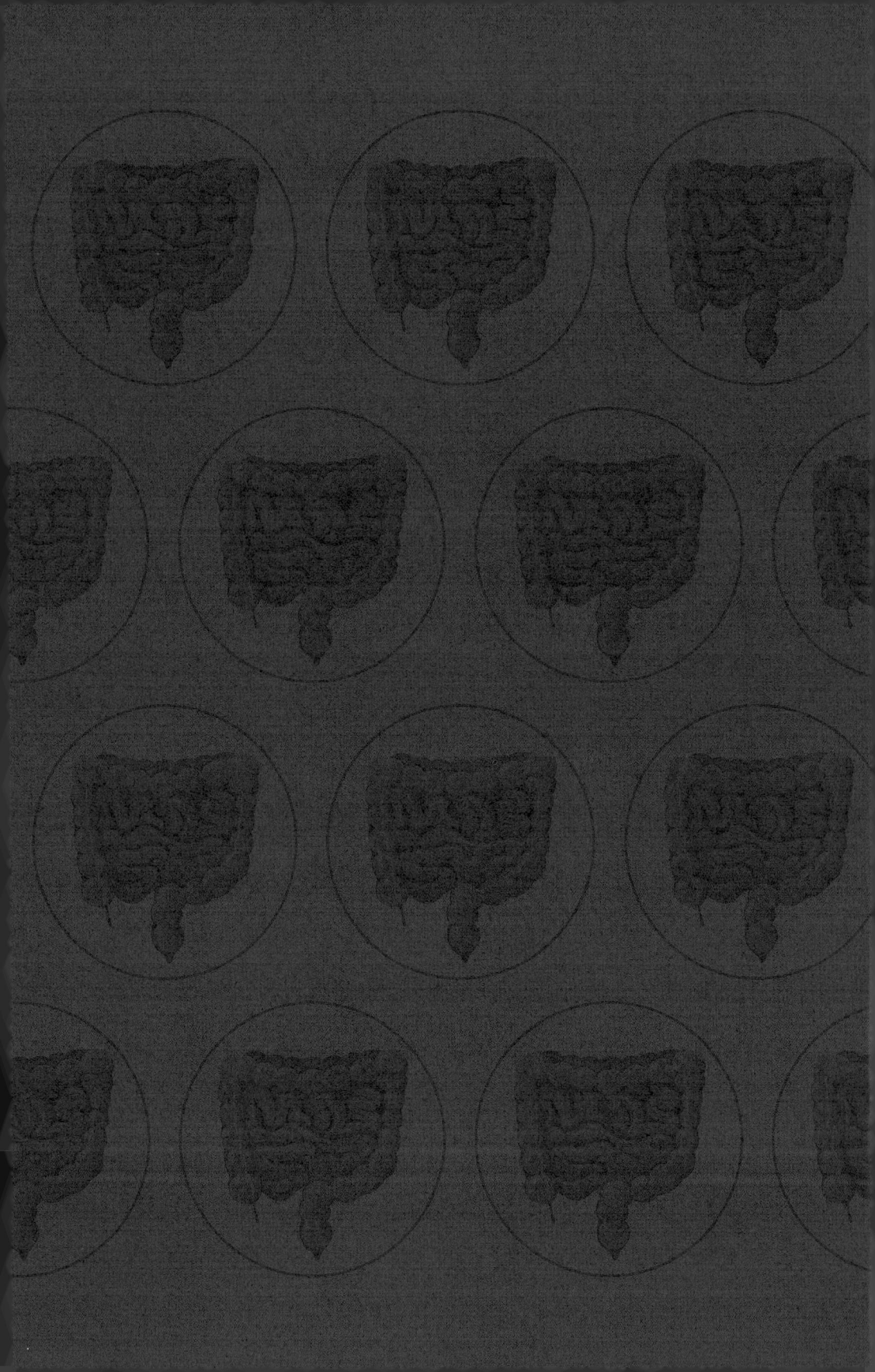

INTRODUÇÃO

Nós, seres humanos, somos compostos por mais de 100 trilhões de células. Essas unidades funcionais são especializadas, diferentes em cada nicho de nosso corpo, com atribuições muito bem direcionadas. Dentro de cada uma dessas células, existe um mundo e, também, um campo de batalha. Sim, isso mesmo. E esse combate remonta ao início dos tempos. Estamos neste planeta há bilhões de anos e, desde o início, nunca estivemos sozinhos. Na verdade, nós fomos os últimos a chegar. Aqui já existiam bactérias, fungos, leveduras, seres compostos por uma única célula e os vírus. A batalha por nossa sobrevivência, por alimento e por espaço, ao mesmo tempo que nos levou a muitas perdas, forçou o nosso corpo, as nossas células, a mudarem e se adaptarem. Embora essa batalha constante seja dolorosa, foi ela quem nos tornou quem somos hoje.

A mais nova batalha, que acabou culminando em uma guerra de proporções nunca antes imaginadas, iniciava-se em novembro de 2019, na China, silenciosamente. Só tivemos conhecimento dela em 29 de dezembro de 2019, quando ocorreu a notificação às autoridades chinesas de uma doença que ainda era uma grande incógnita, chamada preliminarmente de "pneumonia de causa desconhecida", em Wuhan, Província de Hubei. Parte das primeiras vítimas tinha frequentado o mercado de peixes e animais de Huanan, onde provavelmente a epidemia começou. Após analisarem o trato respiratório e coletarem amostras de células e microrganismos por meio da realização de um procedimento denominado "lavado broncoalveolar" (PCR, culturas celulares e sequenciamento genético), foi identificado um vírus do gênero *betacoronavírus* semelhante ao de outras síndromes já identificadas, como a SARS (síndrome respiratória aguda grave) e a MERS (síndrome respiratória do Médio Oriente), que foi batizado de SARS-CoV-2. Esses vírus parasitam largamente os vertebrados, incluindo humanos, pássaros, cobras, morcegos e outros animais selvagens. Esse, em especial, foi estudado quanto ao seu possível hospedeiro intermediário e, após várias hipóteses e estudos, em 7 de fevereiro de 2020, chegou-se ao pangolim chinês, mais conhecido em português por tamanduá, como sendo o possível vetor intermediário do novo coronavírus.

Introdução

Em 22 de janeiro de 2020, ocorreu a primeira reunião do Comitê de Emergência da Organização Mundial da Saúde (OMS) sobre o tema, em que foi instaurada uma vigilância em nível internacional e, então, o grupo tornou-se permanente. A nova doença, batizada pela OMS de "Covid-19", espalhou-se rapidamente e, em 18 de maio de 2020, já atingia 216 países em todo o mundo, com mais de 4,6 milhões de casos confirmados e mais de 312 mil mortes[1].

O interesse pelas outras infecções causadas pelo gênero *coronavírus* também cresceu, na tentativa de se estabelecerem medidas assertivas contra a disseminação do novo vírus.

A primeira doença causada por um *coronavírus* de que temos notícia, a SARS, atingiu também a região sudeste da China em 2002, no mês de novembro, com mais de 8 mil casos e mais de 700 mortes, com uma letalidade média de 7%. Descobriu-se, posteriormente, que o reservatório da SARS seria um animal silvestre chinês, o *Paguma larvata*, uma espécie de guaxinim. O foco da transmissão também parece ter sido os mercados molhados chineses, como se desconfia de que foi o caso da Covid-19. Desde 2004, não temos mais notícia de nenhum caso novo da SARS.

---

1 ORGANIZAÇÃO MUNDIAL DA SAÚDE. WHO. Coronavirus disease (Covid-19) pandemic: Numbers at a glance. [S. l.], julho 2020.

Depois desta síndrome, a MERS foi a segunda emergência de saúde mundial envolvendo um *coronavírus* dez anos depois, em 2012, após um homem ter o diagnóstico de uma pneumonia viral atípica na Arábia Saudita. Somente em 2014, novos casos foram diagnosticados, evoluindo, em 2 anos, para mais de 2.900 casos e mais de 800 mortes, com uma letalidade de mais de 30%.

A transmissão comunitária dos *coronavírus* envolve gotículas respiratórias e de saliva, espalhadas no ambiente após tosse ou espirros dos portadores. Dessa forma, essas gotículas podem se projetar por até um metro e se instalar na pele e nas mucosas dos olhos, boca e nariz de pessoas próximas. Quando se instalam nos objetos próximos, as gotículas podem manter o vírus viável, na dependência da temperatura e umidade local, por um tempo variável, tornando esses objetos também disseminadores de transmissão do vírus. Possui uma capacidade de cada pessoa infectada infectar outras pessoas (R0) de 2,4 (portanto, a cada pessoa infectada, 2,4 pessoas também se infectariam). Obviamente, esse valor é aproximado e não leva em conta as diferenças locais de temperatura e densidade demográfica.

Mas três perguntas intrigam os pesquisadores que se mantêm estudando o SARS-CoV-2: por que esse vírus se espalhou de forma tão universal e rapidamente em relação aos outros coronavírus

de que se têm notícia? Por que a Covid-19, doença causada pelo SARS-CoV-2, parece ser muito mais agressiva nos idosos e praticamente inofensiva nas crianças? Quais serão as mudanças que nós estabeleceremos após essa enorme batalha para que situações como essa não voltem a acontecer?

A chave disso talvez esteja, por mais incrível que possa parecer, no sistema digestivo e em um tipo especial de sistema imune, o **Sistema Imune Inato**.

Com o objetivo de otimizar o conhecimento que esse enorme desafio de uma pandemia trouxe para nós, chegou a hora não apenas de compreender, mas também de integrar: sistema imunológico, sistema digestivo e mecanismos fisiopatológicos envolvidos na Covid-19. Vamos aprender muitas lições com o desafio da pandemia, sem dúvida nenhuma uma grande oportunidade de crescimento para a medicina, para as relações humanas, sociais e econômicas.

Comecemos pelo sistema imune, nosso exército responsável pela defesa de nosso corpo. O que acontece quando o colocamos em ação?

SISTEMA IMUNOLÓGICO

Expomos nossos corpos diariamente a milhares de microrganismos patogênicos (bactérias, fungos, protozoários e vírus que podem causar doença em seu hospedeiro, como em nós, seres humanos), a partir do contato, inalação ou ingestão, que podem desencadear incontáveis batalhas dentro de nós. **Como um país que precisa proteger suas fronteiras e conta com o exército para isso, nós contamos com nosso sistema imunológico.** A habilidade de evitar a doença (ou a invasão) depende, em parte, de um sistema imune adaptativo, que se lembra de lutas anteriores com esse agressor, e já reconhece suas "estratégias de combate", e – com isso – o "ataca" antes que ele possa causar mal. Entretanto, quando esse contato com nosso exército é inédito, ou seja, trata-se de um agressor totalmente novo e desconhecido, essa resposta pode demorar, e nosso corpo, sucumbir antes que ela tenha tempo de acontecer.

Para defender nossas "fronteiras", e para que possamos sobreviver ao ataque do invasor desconhecido, temos um sistema imune inespecífico (ou seja, pouco especializado, porém de alto poder de fogo) fazendo a linha de frente, chamado *sistema imune inato*. Esse exército de inexperientes, mas poderosos, soldados é que nos defende nos primeiros dias e até semanas da invasão por um microrganismo, em um processo conhecido como *inflamação*. Esse exército é composto por substâncias proteicas ("armas") e células ("soldados") que fazem fagocitose ("engolem" o invasor) e barreiras físicas ("barricadas"). Funciona de forma rápida e potente e, ao contrário do sistema imune adaptativo, está presente até em animais menos sofisticados que nós. Além disso, a atividade do sistema imune inato é essencial para o sistema imune adaptativo, que recebe todas as informações importantes do novo inimigo desse sistema imune, para que, numa eventual nova invasão, todos já estejam "preparados".

Muitos estudos epidemiológicos têm mostrado que a Covid-19 ocorre de modo mais agressivo em pessoas do gênero masculino, mais velhos, que possuem comorbidades (doenças preexistentes, crônicas) e sistemas imunes ineficientes. Como nova doença altamente infecciosa que é, todos os mecanismos que estão por trás de sua letalidade ainda não se encontram bem estabelecidos. Mas já temos muitas pistas a respeito, que apontam a responsabilidade dessa "ineficiência" sobre o sistema imune inato. Por exemplo, países que adotaram a vacina BCG contra a tuberculose antes da década de 1950, como o Brasil (aqui, em 1927) e o Japão, vêm apresentando formas mais brandas da epidemia de Covid-19. Isso porque a vacina utiliza uma forma mais leve de *Mycobacterium* que teria a capacidade de "treinar a imunidade" para outros microrganismos, principalmente aqueles relacionados a infecções respiratórias. Curiosamente, Estados Unidos e Itália, que nunca implementaram a vacinação nacional da BCG, vêm tendo evolução mais dramática da doença.

De qualquer maneira, quando estamos enfrentando um novo vírus "invadindo" nossas fronteiras, um sistema imune inato competente é essencial para que esse inimigo seja neutralizado. Entretanto, quando esse sistema imune está desregulado, pode haver uma resposta excessiva, desmedida e desequilibrada do nosso exército, resultando em inflamação exacerbada que, em vez de nos defender, pode nos levar à morte, num evento chamado **"tempestade de citoquinas"**. Na vigência de uma resposta como essa, os órgãos de choque (aqueles que são primeiramente impactados), especialmente pulmões, são encharcados de líquidos, após intensa vasodilatação local, e perdem a capacidade de fazer a troca de oxigênio. Essa "hemoconcentração" local (ao extravasar líquido, o sangue fica mais "concentrado") aumenta a chance de fenômenos de coagulação, piorando ainda mais a oxigenação tecidual, e é o que tem sido visto na prática nos pacientes graves acometidos pela Covid-19. É como se a pessoa, literalmente, se afogasse em um mar de resposta inflamatória descoordenada. O que era para nos defender vira nossa ruína. E é exatamente isso que parece estar por trás da letalidade da doença nos idosos.

Vamos entender melhor.

SISTEMA IMUNE INATO

Na base de qualquer estudo sobre uma infecção, está o entendimento sobre a resposta imunológica que coincide com um encontro microbiano. De fato, muitos dos sintomas clínicos da infecção não necessariamente resultam de ações do microrganismo *per se (do latim, significa "por si")*, mas, sim, da resposta imune desencadeada a partir desse encontro entre o sistema imune e o patógeno (bactérias, vírus, protozoários e fungos, por exemplo). Assim, entender como as respostas imunes são iniciadas e reguladas é um aspecto crítico das interações hospedeiro-microrganismo.

Nos vertebrados, a pele e outras superfícies epiteliais, incluindo as que revestem o pulmão e o intestino, fornecem uma barreira física entre o interior do corpo e o mundo exterior, como se fossem um desses detectores que ficam nas portas de agências bancárias ou antes de acessarmos a sala de embarque em um aeroporto, que impedem que algo externo nocivo ao ambiente adentre sem antes ser "checado". Essa barreira é essencial para o trabalho do sistema imune inato, que poderá atuar com mais segurança se a entrada de componentes externos a nós for muito bem regulada, dando tempo para reconhecimento desse possível agressor.

Para que isso aconteça, as superfícies epiteliais contam com importantes sistemas de controle, como "cancelas", que separam o nosso corpo do ambiente ao redor. Com cerca de 8 a 9 metros de comprimento, o intestino humano fornece a maior interface entre nosso corpo e o mundo exterior, que vem na forma daquilo que comemos e bebemos, diariamente, além dos microrganismos que vivem no sistema digestivo ou que podem ser "engolidos" ao deglutirmos a saliva.

Camadas simples de células epiteliais bem compactadas cobrem a parte externa superficial da mucosa intestinal e representam aquela que é a nossa "primeira barreira". Embora essa enorme interface mucosa (200 metros quadrados) não seja aparentemente visível, desempenha um papel central a partir de suas interações dinâmicas com uma variedade de fatores provenientes do ambiente externo, incluindo microrganismos, nutrientes, poluentes e outros materiais. A "segunda barreira" é uma estrutura dinâmica chamada *tight juctions* (junções estreitas) e, mais internamente, a "terceira barreira", os *toll like receptors* (receptores reconhecedores de padrão).

As *junções estreitas* são estruturas complexas que impedem a passagem de moléculas e íons entre as células intestinais. São compostas por proteínas dispostas de forma paralela, especialmente as chamadas *claudina* e *ocludina*. Funcionam como barreira física, mas também, conforme a necessidade, podem agir como "portões", que deixam passar partículas na medida da necessidade do momento, como nutrientes provenientes da dieta. Quando esse mecanismo funciona adequadamente e essa permeabilidade está equilibrada, a barreira intestinal é capaz de prevenir a interação entre os componentes externos alimentares e microbianos diretamente com o sistema imune, impedindo que o nosso "exército" fique muito estimulado. Entretanto, quando a barreira está disfuncional, ou seja, em desequilíbrio, pode ocorrer a entrada inadvertida de substâncias, provocando um estresse acentuado no sistema imune, que, tal qual um exército, fica "agitado". Essa situação de desequilíbrio pode fazer com que os "soldados imunes" acabem por "atirar a esmo", vindo a atingir componentes que não deveriam ser combatidos, como estruturas do próprio indivíduo. Esse seria um dos mecanismos por trás de algumas doenças autoimunes e da tempestade de citoquinas, já mencionada.

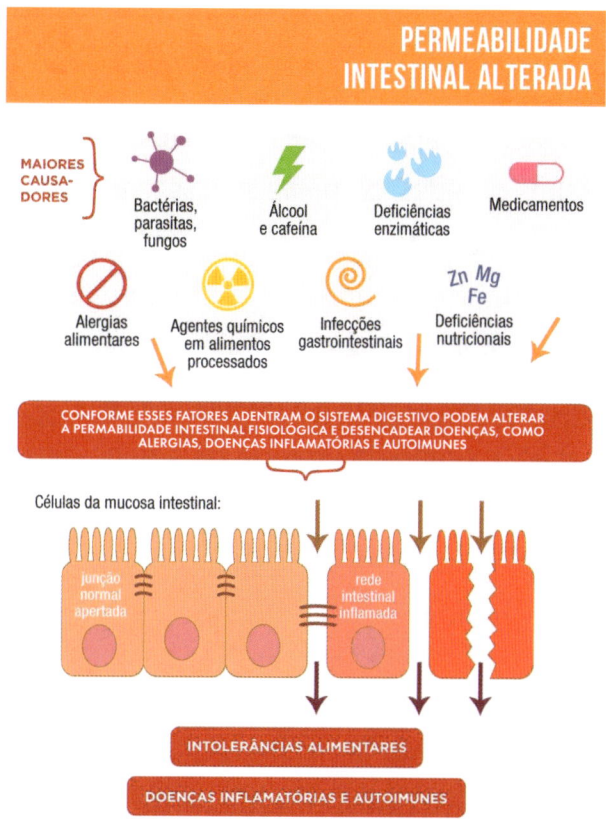

A terceira barreira, ou "cancela" é representada pelos *receptores reconhecedores de padrão* (TLR), os quais representam uma família de proteínas que servem como um dos mais precoces fatores da ativação imunológica inata. Esses receptores são especiais na resposta imune porque são eles que detectam o material genético estranho a nós (como os leitores de códigos de barras no mercado), chamados de *padrões moleculares associados a patógenos, ou PAMPs* (o próprio "código de barras" do patógeno), desencadeando a liberação de uma série de substâncias (que funcionarão como "armas do exército"). Existem vários receptores diferentes que são sensíveis aos mais variados *PAMPs*, principalmente de bactérias (partículas de suas paredes, como lipopolissacarídeos bacterianos – *LPS* – e *flagelinas*), vírus e fungos. Esses receptores podem também responder a *padrões moleculares do próprio indivíduo*, originados quando há alguma lesão tecidual asséptica (como quando sofremos uma entorse no pé e ele logo fica inchado. Não é uma infecção, mas é uma inflamação, na medida em que há a necessidade de reparo no tecido), que chamamos de *DAMPs*. Portanto, quanto mais dessas partículas (*PAMPs* e *DAMPs*) existirem no meio, mais estimulados estarão esses receptores.

Quando estimulados, os *receptores reconhecedores de padrão (TLR)* desencadeiam uma série de reações do sistema imune inato, que culminam com a liberação de várias substâncias pró-inflamatórias, responsáveis pelo "recrutamento" de células de defesa, nossos soldados na batalha (como os monócitos ou macrófagos, as células dendríticas e os granulócitos). Uma vez as células de defesa recrutadas, especialmente os chamados "macrófagos ativados do tipo 1", podem, por sua vez, perpetuar o processo, secretando mais citoquinas, ou seja, chamando mais células para "ajudar" na defesa (como se essas substâncias funcionassem como um "alarme" de perigo). Ao conjunto dessas reações que ocorrem após o estímulo dos TLR nós damos o nome de *via canônica do NF kappa beta*, que, por sua vez, ativa o *inflamassoma do NLRP3*. Essa cascata de eventos é extremamente perigosa, pois provoca a liberação das citoquinas chamadas *interleucinas*, que estão intimamente relacionadas à hipóxia (baixa extrema nos níveis de oxigênio) característica da SARS, que pode acontecer na Covid-19, levando a uma morte lenta, sem que o paciente perceba que está em estágio grave.

Estudos dos mecanismos fisiopatológicos envolvendo a Covid-19 mostram que os TLR que se encontram mais estimulados nos infectados pelos *coronavírus*, especialmente os SARS-CoV, são o *MyD88* e o *TLR3*, o primeiro muito importante para a regulação da permeabilidade intestinal fisiológica, e o segundo, para a proteção da inflamação pulmonar. Evidências genéticas mostram que a via inflamatória depende deste "MyD88", considerado essencial para a diferenciação dos macrófagos em macrófagos ativados do tipo 1, que mantêm a produção de citoquinas, soando o "alarme" que estimula a via inflamatória. Isso sugere que, dentro do mecanismo patogênico dos *coronavírus*, podem estar envolvidos os intestinos, a partir do desequilíbrio de sua permeabilidade induzida ou intensificada pelo vírus, e os pulmões, principal área impactada pela doença.

Com efeito, estudos com ratos deficientes na resposta induzida pelos TLR mostrou aumento da carga viral nos tecidos infectados, indicando que o reconhecimento pelos TLR é necessário para o controle da replicação do vírus. Isso pode explicar o porquê de a população pediátrica parecer mais protegida contra o vírus, uma vez que sua resposta imunológica mais ativa é, justamente, a inata.

Mas, se o TLR3 protegeria os pulmões, por que alguns pacientes têm a resposta inflamatória (*inflamassoma do NLRP3*) tão desregulada, levando à tempestade de citoquinas, que seria responsável pela Síndrome Respiratória Aguda (ou SARS)? A explicação estaria no fato de que nesses pacientes a resposta inata estaria empobrecida, de forma inversa ao que acontece com as crianças. Nesse caso, ocorre a ativação dos TLR, mas com uma resposta (*via canônica do NF kappa beta*) desequilibrada. Resposta semelhante ocorre em todos os pacientes que têm um processo inflamatório crônico, de base, como no caso do diabetes, com hiperativação das repostas imunes. O sistema imune se encontra hiperativado, mas ineficiente para anular o processo, esgotado que está de tanto lutar. E por que os idosos estão mais sujeitos a terem essa resposta desmedida?

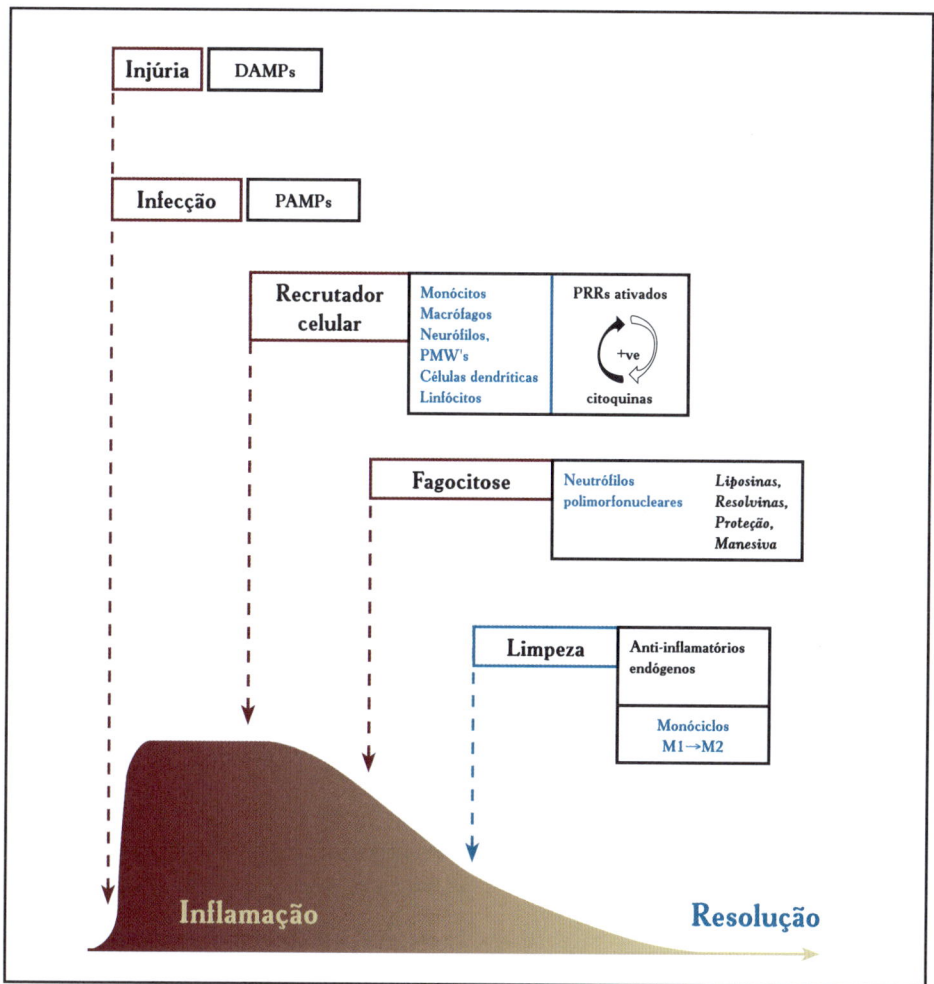

Fonte: Rea Irene Maeve, Gibson David S., McGilligan Victoria, McNerlan Susan E., Alexander H. Denis, Ross Owen A. *Age and Age-Related Diseases: Role of Inflammation Triggers and Cytokines*. Frontiers in Immunology. Vol. 9; 2018 - 586 pages.

INFLAMMAGING

Inflammaging é um termo que foi cunhado pelo pesquisador italiano Claudio Franceschi, da Universidade de Bolonha, no ano de 2000, e quer dizer *inflamação que acompanha o envelhecimento*. Caracteriza-se pela presença de um processo inflamatório crônico de baixo grau que é próprio do envelhecimento e forte preditor de desenvolvimento de enfermidades crônicas que costumam ocorrer com o avançar da idade, como doenças cardiovasculares e neurodegenerativas, bem como diabetes e câncer.

O fenômeno da inflamação em si é benéfico, uma vez que envolve a defesa de nossas fronteiras, como explicado quando falamos do sistema imunológico anteriormente. Mas, como tudo na vida, **o equilíbrio é a chave para a saúde**. Inflamação sem uma contrapartida, que chamamos de *anti-inflamação*, é deletéria, ou seja, nociva, e pode causar lesão dos tecidos corporais, como um efeito colateral do processo. Portanto, estudos conduzidos pelo pesquisador concluem que o "calcanhar de aquiles" do envelhecimento não é a inflamação *per se*, mas a diminuição ou ineficiência dos mecanismos contrarregulatórios de anti-inflamação.

Vamos entender: para cada estímulo do sistema imune inato a partir de PAMPs e DAMPs, envolvendo os mecanismos anteriormente citados de *tight junctions*, *toll like receptors*, *via canônica do NK kappa beta*, *citoquinas* e *ativação das células do sistema imune*, existe um mecanismo que faz o "caminho de volta", o caminho anti-inflamatório, sem o qual a resposta inflamatória se perpetuaria indefinidamente. Ao encontro disso, temos dados de estudos com centenários italianos e japoneses que mostram que marcadores inflamatórios (como as citoquinas) estão consistentemente aumentados nessa população, mas fatores anti-inflamatórios, como cortisol, TGF beta e adiponectina, também estão equilibrando a balança desse processo.

Entretanto, nem todas as pessoas têm esse mecanismo funcionando de acordo com a demanda. Alguns, por possíveis variâncias genéticas (que estão sendo estudadas no momento em que este livro foi sendo escrito): outros (talvez a maioria), por "alimentarem demais" o fogo da inflamação...

E DE ONDE VEM O ESTÍMULO QUE ALIMENTA O "FOGO DA INFLAMAÇÃO" DURANTE O PROCESSO DE ENVELHECIMENTO?

Existem algumas hipóteses para isso, que, na verdade, se somam e intensificam o "calor inflamatório":

- Exposição prolongada, ao longo da vida, a partículas microbianas.

- (PAMPs) bacterianas e virais de infecções crônicas, como doença de Lyme, citomegalovírus e tuberculose.

- Excesso de produtos (proteínas) não processados, como células envelhecidas que deveriam passar pela autofagia (processo celular que faz a renovação dos componentes avariados pelo uso) e serem recicladas que, por alguma razão (até por excessos de traumas e infecções), não o foram, e funcionam como DAMPs. A esse processo, o pesquisador italiano Claudio Franceschi deu o nome de *Garb-aging* (tradução livre: *"envelhecimento pelo lixo"*, do "lixo" celular não reciclado e processado).

- Excesso de exposição à toxicidade ambiental ao longo da vida, como pesticidas, metais pesados, medicamentos, xenoestrógenos, álcool e produtos químicos (como cigarros e aditivos alimentares), principalmente em indivíduos que apresentam variâncias genéticas que dificultam a adequada eliminação corporal desses ativos pelo fígado, pelos rins e pelos intestinos (expossoma). Essas substâncias, acumuladas, poderiam também estimular a inflamação. Além disso, as reações de destoxificação dessas substâncias consomem nutrientes importantes para o processo de anti-inflamação, que acaba por ficar enfraquecido (sobre isso daremos especial atenção no capítulo final, em *Expossoma*).

- Estímulo inflamatório na forma de "supernutrição". Apesar de o termo levar o nome de "nutrição", na verdade ele se refere ao excesso de calorias ingeridas a partir da dieta de características ocidentais, rica em gorduras hidrogenadas e ômega 6. A essa inflamação é dado o nome de *metainflamação*, que é um dos fatores principais do processo de *inflammaging*.

- Estresse excessivo ao longo da vida que se traduz em ativação sustentada dos mecanismos de defesa desse estresse, como o eixo hormonal pituitária-adrenal e o sistema nervoso simpático. O esgotar dos mecanismos de defesa ao estresse crônico se traduz com diminuição dos níveis de cortisol, já comentado anteriormente como parte dos mecanismos anti-inflamatórios naturais. Além disso, a reação crônica ao estresse pode levar a uma condição denominada "isquemia relativa do sistema digestivo por vasoconstricção esplâncnica" (agravada por aterosclerose, comum na população idosa – vou explicar isso logo à frente e você irá compreender melhor, prometo!)

induzida pela ativação simpática, aumentando a possibilidade de perda dos mecanismos fisiológicos de barreira, comentados quando discutimos o sistema imune inato (*tight junctions*). A diminuição da capacidade da barreira em controlar a entrada de partículas microbianas e compostos sobrenadantes na luz do sistema digestivo faz com que haja um excesso de entrada de PAMPs, que ficam estimulando a inflamação em detrimento da anti-inflamação.

- Diminuição da capacidade digestiva do idoso (que será explicada e discutida no próximo capítulo), dificultando a entrada de nutrientes importantes para o funcionamento dos processos de anti-inflamação e detox, lentificando ambos os processos.

- Alterações na microbiota intestinal também já foram associadas ao *inflammaging*, e, dada a sua importância, vamos discuti-las à parte mais profundamente no próximo capítulo. Essas alterações também causam hiperativação imune nos intestinos, que, por sua vez, alimentam o fogo inflamatório.

O SISTEMA DIGESTIVO DO IDOSO E O *INFLAMMAGING*

O funcionamento adequado do sistema digestivo é essencial para a absorção de nutrientes e medicamentos, proteção contra os microrganismos que estão nessa localização, defesa de nossas fronteiras e para a saúde como um todo. O envelhecimento está associado a alterações muito frequentes no sistema digestivo, desde doenças como úlceras de estômago até câncer de cólon, que é um dos mais frequentes a acometer a população mundial. Mas alterações menos óbvias que doenças ocorrem nesse sistema e são motivadas pelas mudanças que o envelhecimento causa na fisiologia gastrointestinal. O que parece ser praticamente universal na população idosa é um grau de inibição no funcionamento do sistema digestivo, com redução da motilidade, das secreções e de sua capacidade de reciclagem celular.

A doença aterosclerótica é uma das principais causas de mortalidade da vida moderna, e é a causa principal quando falamos de acidentes vasculares cerebrais e infarto do miocárdio. Por vários mecanismos que envolvem o envelhecimento (até o próprio *inflammaging*), a sua incidência está aumentada na direta proporção da idade. Na fisiopatologia dessa condição se encontra a redução da luz das artérias, que são as responsáveis por levar sangue rico em oxigênio para a nutrição de todos os tecidos corporais. Com a redução da possibilidade de oxigenação, ocorre o que chamamos de isquemia, quando a tensão de oxigênio em dado órgão ou tecido corporal cai (lembra que disse que ia esclarecer a questão da isquemia?).

A redução da tensão de oxigênio nos tecidos digestivos causa aumento do estresse oxidativo local, dificuldade de manutenção da barreira intestinal, do pH local e da produção do muco que defende o epitélio (o tecido epitelial é responsável por revestir e proteger pele e órgãos internos, como dos sistemas digestivo e respiratório), predispondo a todos os eventos de que falamos quando estudamos o *inflammaging*. Além disso, ocorre a diminuição do funcionamento de tudo que depende de oxigênio nesse sistema, como as bombas que produzem ácido gástrico e fazem a absorção de nutrientes.

Com efeito, macro e micronutrientes têm sua absorção diminuída com o passar da idade, mesmo em condições em que não haja um diagnóstico de gastrite perniciosa ou pancreatite crônica (doenças também muito mais prevalentes nos idosos). Os mais afetados são os carboidratos e as proteínas como macronutrientes, e a vitamina B12 (cobalamina), a vitamina B9 (folato), a vitamina D e o cálcio como micronutrientes, causando uma deficiência nutricional que estará tanto mais grave quanto mais intenso esse processo e, obviamente, na dependência da qualidade da dieta do paciente idoso.

Resumindo:

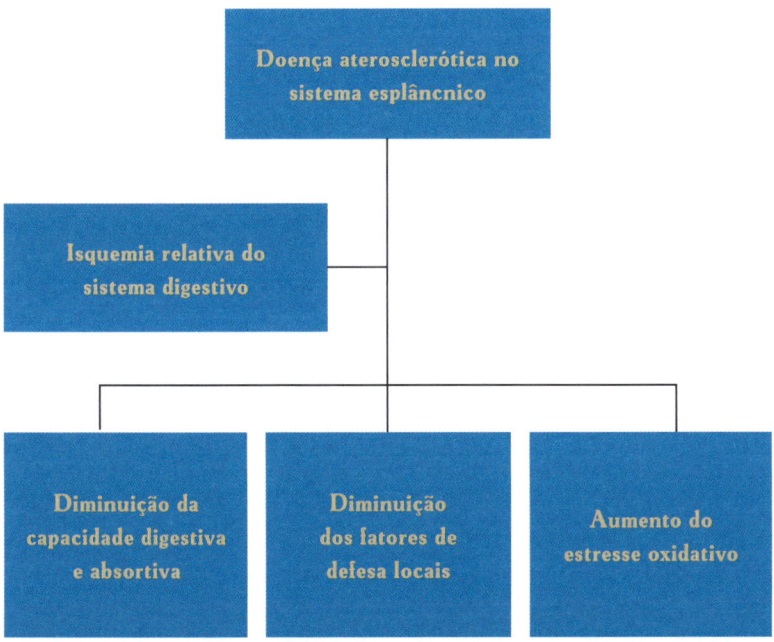

Infelizmente, essa situação de hipóxia relativa do sistema digestivo no idoso não ocorre isoladamente como condição patológica. A maioria da população idosa ocidental ainda abriga outras condições que podem igualmente trazer repercussões no sistema digestivo, como o diabetes. Os pacientes diabéticos e os portadores de neuropatias periféricas que afetam os nervos dos pés e das mãos (diabética ou não) podem ter a motilidade digestiva alterada, o que causa retardo de esvaziamento gástrico, que é, por sua vez, um dos fatores desencadeantes da chamada "*anorexia do idoso*", condição muito comum que, ao se somar à diminuição da capacidade digestiva do idoso, aumenta a possibilidade de **desnutrição** nessa população. Essa possibilidade é potencializada por problemas individuais, como defeitos do aparelho mastigatório (como problemas dentais), sequelas neurológicas centrais e a diminuição da produção de saliva que acompanha o envelhecimento, e tornam o ato de se alimentar um real desafio para essa população. Por essas razões, o fenômeno da desnutrição é muito comum no idoso, atingindo mais de 10% da população. Ademais, esse número considera apenas o parâmetro de índice de massa corpórea e não leva em conta, por exemplo, as condições de nutrientes específicos, como as vitaminas do complexo B e o cálcio.

Temos ainda outro fator de enorme importância no sistema digestivo que ainda não foi considerado: a microbiota. Falaremos disso agora!

A MICROBIOTA DO IDOSO

Toda a extensão do trato digestivo é coberta por uma camada de microrganismos, que confere uma barreira mecânica natural contra invasores, alimentos não digeridos, toxinas e microrganismos patogênicos. A colonização por esses seres se inicia assim que nós nascemos, no caso de parto natural, ao passarmos pelo canal de parto de nossa mãe, e vai se instalando até por volta de 2 anos de idade, e, a partir daí, mantém-se mais ou menos constante até a senescência, quando começa a mudar novamente.

A microbiota, quando bem equilibrada, produz substâncias com ação antibiótica, antifúngica e antiviral, incluindo enzimas que digerem as paredes de outros microrganismos. Produz também ácidos orgânicos que derivam do seu próprio metabolismo, que reduzem o pH da luz intestinal e dificultam o crescimento de espécies mais patogênicas, que requerem um ambiente mais alcalino.

Além disso, microrganismos benéficos ainda conseguem neutralizar uma variedade de toxinas produzidas por seres patogênicos, provocam a quelação de metais e metabolizam xenobióticos (agentes químicos "estranhos" ao organismo humano). A microbiota equilibrada também participa da maturação das células do epitélio intestinal (em linhas gerais, o tecido que protege o intestino de agentes externos), assegurando que as células se reciclem e as vilosidades estejam bem formadas. Portanto, uma microbiota saudável também participa do processo de digestão e assimilação do alimento, uma ajuda "extra" que pode ser de grande valia para o idoso.

Existe, ainda, um claro eixo entre a microbiota intestinal e os pulmões, não só nos idosos, obviamente, que pode ser muito importante na resposta inflamatória pulmonar. O sistema respiratório abriga microrganismos comensais, assim como o sistema digestivo (embora em menor número), cuja composição também está relacionada à saúde e à doença desse sistema, do mesmo modo que na digestão. Estudos desde 2000 vêm mostrando uma relação entre a microbiota do sistema digestivo e a do sistema respiratório, especialmente no que se refere à imunidade.

E como o sistema digestivo se relaciona com o respiratório, o que chamamos de eixo intestino-pulmões?

- Bactérias aspiradas e engolidas dos brônquios atingem o sistema digestivo diariamente e microrganismos dos intestinos podem atingir as mucosas do sistema respiratório ao viajarem por via hematogênica (sanguínea) até os pulmões.

- A microbiota dos intestinos pode estimular os receptores intestinais (os PRR que falamos quando discutimos a resposta imunológica) que também existem nos brônquios e pulmões. Esses receptores ocupados nos intestinos "avisam" os mesmos receptores nos pulmões de modo que uma resposta inflamatória nos intestinos desencadeia uma resposta semelhante no sistema respiratório. Querem ver? Isso é clássico nos casos de sensibilidades alimentares, quando um paciente, ao tomar contato através da alimentação com algum antígeno sensibilizante (como alguma proteína do leite, por exemplo), pode exibir como reação tosse, obstrução nasal, coriza e até falta de ar e pigarro.

Não podemos esquecer que o sistema imunológico e o desenvolvimento da tolerância imunológica estão intimamente ligados à microbiota intestinal, de modo que o desequilíbrio da microbiota nessa localização pode causar uma diminuição na tolerância nas outras superfícies tegumentares, como a superfície respiratória dos pulmões e vias aéreas. De fato, pacientes com desequilíbrio da microbiota intestinal podem apresentar respostas inflamatórias no pulmão mais exacerbadas e com maior chance de desequilibrar.

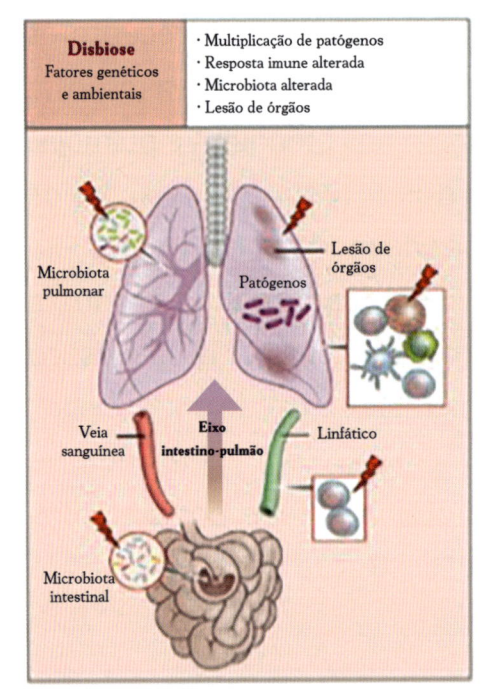

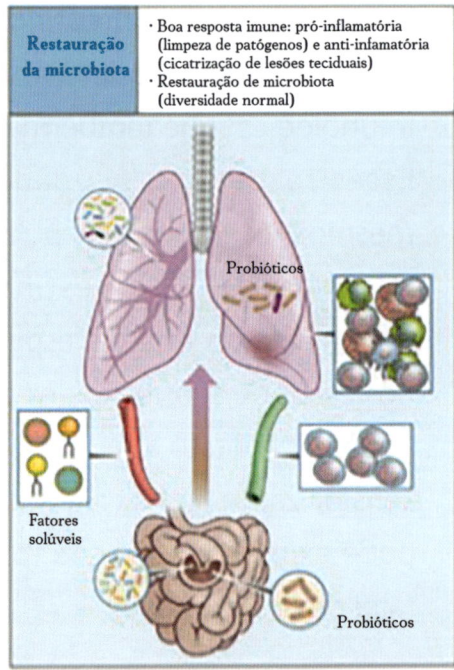

Disbiose		Restauração	
Fatores genéticos e ambientais	· Multiplicação de patógenos · Resposta imune alterada · Microbiota alterada · Lesão de órgãos	da microbiota	· Boa resposta imune: pró-inflamatória (limpeza de patógenos) e anti-inflamatória (cicatrização de lesões teciduais) · Restauração de microbiota (diversidade normal)

Quando falamos especificamente de idosos, existem diferenças importantes naqueles em processo de *inflammaging* acelerado quando comparados a adultos jovens e a centenários. De modo geral, observa-se um aumento de microrganismos patogênicos e pró-inflamatórios em relação aos comensais, o que causaria disfunção e perda da integridade da barreira intestinal, provocando e perpetuando o processo de *inflammaging*. Quando a microbiota está mais bem equilibrada no idoso (pela presença de microrganismos benéficos, como o *Faecalibacterium prausnitzii* e a *Akkermanisia muciniphila* que coabitam na mucosa intestinal e reduzem o risco de distúrbios intestinais), ela produz, a partir da fermentação de fibras dietéticas pré-bióticas, grandes quantidades de ácidos graxos de cadeia curta e de suas bases conjugadas (propionato, acetato e butirato), que servem de fonte energética para o restante da microbiota e para os colonócitos (as células dos cólons), o que ajudaria na manutenção da barreira intestinal fisiológica.

Os benefícios desses metabólitos microbianos (os ácidos graxos de cadeia curta) não param por aí. Os ácidos graxos se ligam a receptores chamados de *receptores acoplados à proteína G sensível a metabólitos*, GPR43 e GPR109A, que **inibem a produção de citoquinas inflamatórias pelas células de defesa intestinais**. Isso poderia ser um fator importante para controlar a resposta inflamatória (mais uma vez, o *inflammaging*) do idoso. Além disso, o ácido graxo butirato tem a capacidade de estimular **a captação de oxigênio pelos colonócitos**, reduzindo o efeito de isquemia que relatamos anteriormente como muito frequente nos idosos e que estaria por trás de uma barreira intestinal mais frágil nessa população.

O QUE PODE ALTERAR A COMPOSIÇÃO DA MICROBIOTA AO LONGO DA VIDA E NOS IDOSOS?

- **Tipo de parto.** O meio de nascimento teria uma grande influência no tipo de microrganismos a se estabelecerem no bebê. De modo geral, entende-se que crianças nascidas de parto normal têm uma exposição microbiana mais saudável que aquelas nascidas de parto cesárea. Isso porque a microbiota do canal de parto da mãe seria a primeira a ser exposta ao bebê, e não a microbiota característica de pele. Essa microbiota, principalmente composta por lactobacilos, teria a função de consumir oxigênio dos cólons do bebê, preparando o terreno para os anaeróbios que se implantarão a seguir e aí ficarão como residentes definitivos, até o envelhecimento.

- **Dieta.** Por razões óbvias, a dieta seria o fator mais influente na composição da microbiota, uma vez que é de nossa alimentação que a microbiota se alimenta. No caso dos idosos, isso é de suma importância porque, como vimos anteriormente, a capacidade digestiva do idoso está diminuída. Desse modo, aumenta a probabilidade de o alimento sobrar sem digestão dentro dos intestinos (abertura do trato gastrointestinal), onde será consumido vorazmente pela microbiota, que pode, então, crescer e se multiplicar. Se a dieta for rica em carboidratos e proteínas, esse fato pode ser intensificado, uma vez que vimos que esses macronutrientes são os que mais sobram sem digestão durante a senescência.

- **Uso de medicações.** O uso de drogas que inibem o ácido gástrico, largamente utilizadas pelos idosos, também influencia na composição da microbiota. Os famosos "prazois" estão entre os medicamentos mais receitados para idosos com a finalidade de "proteção gástrica", devido ao uso de vários outros fármacos prescritos para tratamento de diversas doenças. Pesquisas recentes demonstraram que seu uso prolongado e indiscriminado foi associado à diminuição mais acentuada do potencial digestivo (já diminuído nos idosos pelas razões que expusemos anteriormente), o que se reflete em deficiência de aminoácidos, de vitamina B12 e cálcio, taxas de nutrientes que se encontram normalmente diminuídas em pacientes idosos devido às alterações fisiológicas da idade e às características das dietas comumente consumidas por eles. Não podemos esquecer que o sistema imune inato e suas barreiras (epitélio colunar, *tight junctions*, TLR) precisam desses nutrientes para funcionar adequadamente, como qualquer outro sistema corporal. No idoso isso se torna mais dramático pelos mecanismos de *inflammaging* já discutidos, que exigem mais do sistema imune inato.

- **Saúde oral do idoso.** Não podemos esquecer que há 45% de correspondência entre a microbiota da boca e a dos intestinos. Todos os dias engolimos em torno de um trilhão de microrganismos, e isso quer dizer que a boca tem total influência na microbiota do resto do sistema digestivo. Assim como o restante do sistema digestivo, a boca tem um sistema de "segurança" que impede que patógenos adentrem a circulação sanguínea (como as *tight junctions*). Entretanto, existe uma fragilidade nesse mecanismo, no ponto em que as gengivas entram em contato com os dentes, e essa fragilidade hoje está relacionada a uma série de doenças sistêmicas, assim como a perda da barreira intestinal também está. Existem peculiaridades no idoso que tornam o ambiente oral mais sensível, como a presença de restaurações dentárias prévias ou até a perda de alguns dentes e a secura oral secundária a um grau de sialite crônica (inflamação crônica degenerativa das glândulas salivares, mais comum nos idosos). Além disso, a apneia do sono, também mais frequente nos idosos por vários mecanismos (como hipotonia da musculatura que envolve a região oral, dentre outros), do mesmo modo provocaria uma alteração da tensão normal de oxigênio na cavidade oral com consequente mudança na composição da microbiota nessa localização.

- **História infecciosa pregressa.** Idosos que, ao longo de sua vida, foram vítimas de muitas infecções bacterianas, como infecções respiratórias e geniturinárias, também têm a probabilidade do uso mais frequente e prolongado de antibióticos, que é importante fator na composição da microbiota digestiva.

- **Histórico de cirurgias abdominais.** Como ressecções de alças intestinais ou cirurgias ginecológicas e obstétricas que provocam a formação de aderências abdominais com consequente mudança da conformação anatômica e da motilidade intestinal, e maior probabilidade de "represamento" de conteúdo intraluminal a montante dessas aderências ou constrições. Isso aumenta muito a possibilidade de fermentação e crescimento da microbiota nessas localizações.

- **Alterações de motilidade digestiva.** Decorrentes de doenças de base, como Parkinson, ou do próprio fenômeno de senescência, com hipotonia da musculatura (diminuição do tônus muscular e força) envolvida no processo evacuatório, como a do assoalho pélvico, ou de alterações nutricionais (como redução dos níveis de magnésio e de melatonina). O retardo de esvaziamento digestivo aumentaria o tempo de contato da microbiota com o alimento, também aumentando a possibilidade de fermentação e crescimento microbiano.

- **Inatividade física.** Muitos estudos relacionam a presença de uma microbiota saudável àqueles que se mantêm ativos ao longo da vida. A atividade física influencia a microbiota de várias formas, diretas e indiretas. O aumento da tensão de oxigênio no sistema esplâncnico (que irriga todo o sistema digestivo) que se segue às adaptações fisiológicas ao exercício (desde que o exercício não seja extenuante nem prolongado) poderia ajudar a manter a integridade da barreira intestinal. Além disso, o exercício provoca aumento da secreção de cortisol, já reconhecido fator anti-inflamatório no equilíbrio do *inflammaging*. Idosos sedentários e acamados não teriam esses benefícios para ajudar na manutenção da microbiota saudável.

- **Distúrbios hormonais próprios do envelhecimento.** Hormônios podem influenciar a composição da microbiota, assim como a microbiota também produz substâncias que têm a capacidade de ocupar receptores hormonais. Em 2013, Beury-Cirou descobriu que o estradiol e o estriol diminuem a virulência microbiana ao reduzir a capacidade que as diferentes famílias microbianas usam para comunicar umas às outras a respeito de mudanças no ambiente (*quorum sensing*). Funciona como uma estratégia de defesa delas. Isso estaria por trás do aumento da inflamação sistêmica após a menopausa, período em que ocorre a redução desses hormônios, por exemplo. Da mesma forma, no sexo masculino, a testosterona aumenta a presença de algumas bactérias que têm ação moduladora do sistema imune, por isso homens mais jovens teriam uma possibilidade maior de manter a permeabilidade intestinal fisiológica. A queda da testosterona com a idade também estaria por trás, dentre outros mecanismos, do aumento da permeabilidade intestinal no idoso. Outros hormônios também costumam cair com a idade e influenciar a composição da microbiota, como o cortisol e a ocitocina, ambos com atividade anti-inflamatória no sistema digestivo.

MECANISMOS FISIOPATOLÓGICOS ENVOLVIDOS NA COVID-19

Para vencer uma batalha, é preciso primeiramente conhecer seu inimigo. No caso da Covid-19, ainda não está claro quais são os mecanismos desta infecção ou como de fato ela se comporta no organismo humano, ou seja, ainda é preciso maior compreensão quanto aos "mecanismos fisiopatológicos" desencadeados pelo novo coronavírus. Até o momento, com base na literatura recente da Covid-19, os mecanismos fisiopatológicos da doença estão parcialmente elucidados. E é isso que veremos agora.

O que sabemos? O vírus entra a partir de mucosa oral e nasal, e vai para os pulmões. Os sintomas podem demorar de 4 a 14 dias para se manifestar após o contato com o vírus. Nos pulmões (e provavelmente também no intestino delgado, após sobreviverem ao ambiente ácido do estômago, naturalmente menos ácido no idoso), é absorvido e pode viajar por todo o corpo, o que chamamos de viremia, entrando nas células de seu hospedeiro para parasitar. Esses vírus recebem o nome de envelopados por possuírem uma capa de proteção proteica e lipídica. O uso de álcool causaria a desnaturação desse envelope lipídico, e por isso ele é usado com sucesso na assepsia de superfícies e mãos – ou seja, funciona como uma barreira de proteção. São estruturas bem simples, sem capacidade enzimática própria; por isso, precisam parasitar outras células para sobreviver.

Quando não conhecemos profundamente os mecanismos fisiopatológicos de uma determinada infecção, recorremos àquelas que já foram "desvendadas", como é o caso da SARS e MERS. Estudos anteriores a respeito dos *betacoronavírus*, agentes causadores de ambas as infecções, mostraram que esses vírus apresentam similaridades nos mecanismos de entrada nas células que pretendem parasitar, inclusive com o SARS-CoV-2. O ponto de congruência entre eles parece ser uma Enzima reconhecida como "Conversora de Angiotensina 2" (ECA2). Por que quero falar aqui sobre a ECA2 (ou, em inglês ACE2 – *angiotensinconverting enzyme 2*)? Ela tem sido reconhecida como uma "facilitadora" da entrada de vírus, como no caso o SARS-CoV-2, no organismo humano. Essa enzima, que é dependente do zinco, está fortemente expressa nos pulmões, no intestino delgado, nos testículos e na placenta.

Agora, quero compartilhar aqui alguns conceitos que podem soar mais "técnicos" em princípio, mas farão sentido após concluir minha explicação quanto a esses mecanismos responsáveis por "baixar nossa guarda" para o novo coronavírus, para que possa entrar propriamente nas complicações decorrentes da Covid-19, ou seja, "como a infecção tem se comportado no organismo humano".

A enorme capacidade de infectividade do SARS-CoV-2 se deve ao fato de ele ter um ponto de "*start* do processo de divisão celular" (clivagem) no receptor da ECA2 chamado *furina*, que está presente praticamente em todas as células humanas, facilitando e possibilitando que o vírus entre em todos os tecidos, mesmo aqueles com menor densidade de ECA2. Esse chamado "ponto de clivagem" não existia no SARS-CoV-1 e talvez por isso ele tenha adoecido apenas 8 mil pessoas, número possivelmente até mil vezes menor que o SARS-CoV-2.

Ao se ligar a essa enzima, o vírus reduziria a disponibilidade dela para que continuasse agindo na sua fisiologia normal, participando do sistema renina-angiotensina, ocasionando um desequilíbrio entre a ECA e a ECA2, com predomínio da primeira.

A ECA converte a angiotensina 1 em angiotensina 2, que está envolvida nos fenômenos inflamatórios, trombóticos e fibróticos. A angiotensina 2, por sua vez, é convertida pela ECA2 em angiotensina-(1-7), que é anti-inflamatória. A diminuição da disponibilidade da ECA2 para atuar nessa reação (porque está sendo usada pelo vírus) causaria um "represamento" da angiotensina 2. Esse aumento da angiotensina 2 no tecido pulmonar, onde é muito expressada, parece ser um dos eventos que provocam a resposta inflamatória exacerbada no pulmão, com infiltração de linfócitos que, por causa dessa migração em massa, "somem" da circulação sanguínea.

Na verdade, o acompanhamento dos pacientes com a doença permitiu notar que aqueles com maior grau de redução dos linfócitos circulantes no sangue (fenômeno chamado de linfopenia) nos estágios iniciais da doença, por migração dessas células para os tecidos inflamados, exibem pior prognóstico da doença, ou seja, eram considerados graves.

Outros fatores que parecem influenciar na diminuição da ECA2 e no "acúmulo" da angiotensina 2 são: hipertensão, obesidade, desidratação, tabagismo e sedentarismo. Todos esses fatores aumentam a angiotensina 2 e, na vigência da queda da ECA2 que acontece na Covid-19, ela poderia se elevar ainda mais.

De fato, tem se percebido que os pacientes de maior risco são, justamente, os obesos, hipertensos e portadores de outras doenças crônicas, como diabetes e as cardiovasculares.

Os idosos são um capítulo à parte. Pesquisadores sugeriram que a enzima ECA2 diminui com a idade, o que deixaria os idosos, conjuntamente ao *inflammaging* e à presença de outras doenças crônicas já pontuadas, extremamente vulneráveis à infecção pelo SARS-CoV-2, por fácil acúmulo da angiotensina 2. A diminuição da atividade da enzima é ainda maior nos indivíduos do sexo masculino, o gênero mais afetado pela gravidade da doença. Isso é explicado pelo fato de o gene codificador da ECA2 estar no cromossomo X, deixando os homens com menor capacidade de reserva da enzima diante do extremo desafio que é o evento da infecção pelo SARS-CoV-2 (uma vez que eles têm apenas 1 cromossomo X, enquanto a mulher tem 2).

A ECA2 é expressa com grande intensidade também no coração, nos rins, e, como dito anteriormente, nos testículos e na placenta, mas, principalmente, no intestino delgado (aqui está a maior densidade de ECA2 de nosso corpo, maior ainda que nos pulmões!). Em pacientes com alta carga viral, esses outros órgãos, à parte os pulmões, também podem sofrer repercussões potencialmente graves. Realmente, quadros de insuficiência renal e distúrbios funcionais cardíacos (e até insuficiência cardíaca) costumam aumentar a possibilidade de morte nos casos mais graves.

Sintomas gastrointestinais também fazem parte da manifestação clínica da Covid-19 e são mais comuns do que se imaginava inicialmente.

Muitos apresentam diarreia, anorexia, náuseas e vômitos como primeiros sinais da doença, antes mesmo das queixas respiratórias. Como o vírus circula por todo o corpo, alguns apresentam hepatite viral, com aumento das enzimas hepáticas transitoriamente nos exames hospitalares. Normalmente, as queixas digestivas desaparecem em alguns dias, sem tratamento.

Apesar de as manifestações digestivas não serem de gravidade normalmente (nem mesmo nos pacientes portadores de doença inflamatória intestinal, como tem sido visto), elas podem mostrar que existe a possibilidade de o sistema digestivo também ser um meio a partir do qual a doença se dissemina na sociedade. Um artigo chinês, publicado no fim de fevereiro de 2020, identificou que, como a ECA2 (a enzima que facilita a entrada do SARS-CoV-2 no organismo) está muito presente nas células da mucosa gástrica, duodenal e retal, isso torna essas localidades excelentes portas de entrada para o vírus, principalmente em situações de diminuição da produção do ácido clorídrico no estômago, a hipocloridria (que vimos serem frequentes no idoso, inclusive a hipocloridria medicamentosa) e constipação. Isso porque em ambiente de alta acidez como o estômago a carga viral não seria alta o suficiente para infectar o indivíduo. Em situações em que a acidez cai, o vírus teria melhores condições de sobreviver. Nos pacientes constipados (com prisão de ventre), o represamento viral no reto, junto com as fezes, poderia dar condições de entrada para o vírus a partir dessa localização.

Esse mesmo estudo detectou partículas virais com capacidade de infecção nas fezes de indivíduos infectados, mostrando a possibilidade de existir a transmissão da doença por via fecal--oral. Inclusive, 20% dos pacientes com carga viral já negativa nos aspirados pulmonares após internações para tratamento da Covid-19 ainda tinham carga viral com potencial de infectividade nas fezes e por tempo muito variado (até 20 dias!).

COMO MODULAR O *INFLAMMAGING* E OS INTESTINOS

"Todo indivíduo é responsável por sua saúde e sua doença."

(Buda)

Já vimos que é a intersecção de uma série de fatores fisiológicos (resposta imune), fisiopatológicos (*inflammaging* e Sistema Renina-Angiotensina) e outros estados pré-mórbidos que contribuem para maior suscetibilidade às complicações da Covid-19 em uma pessoa. Estamos diante da maior pandemia já vivida por esta geração. Não consideramos questões ambientais (como clima) e sociodemográficas (como densidade populacional e a facilidade de deslocamento intercontinental atuais) dentro da epidemiologia da doença, uma vez que isso foge do escopo deste livro, eminentemente médico.

Da mesma forma que essa situação aterrorizadora nos deixou perplexos diante de tamanha vulnerabilidade, ela nos deu a enorme oportunidade de reavaliarmos como temos levado nossas vidas.

Grande parte daquilo que deixa a Covid-19 na categoria de pesadelo social poderia ser evitada. Desde como lidamos com os animais selvagens, invadindo seus espaços e desrespeitando a cadeia alimentar e o ecossistema no qual eles estão inseridos até atividades individuais e coletivas em relação à espécie humana. **Quando falamos no indivíduo, objetivo deste livro, a melhora das condições de saúde de base para que o corpo esteja em condições de ter uma resposta imunológica equilibrada é algo factível – apesar de desafiador, não é impossível. Ao mesmo tempo, coloca-nos como partícipes ativos e não apenas vítimas da doença. O poder da saúde e da doença está em nós. É preciso apenas saber o caminho a ser tomado.**

É óbvio que não pretendemos, com as recomendações sobre as quais vamos discorrer aqui, tornar-nos imortais. Isso seria enganoso e, como sabemos, impossível. Entretanto, grande parte das mortes em decorrência não apenas da Covid-19 mas de todos os mecanismos fisiopatológicos envolvidos – sobretudo decorrentes de doenças infectocontagiosas como esta – poderia ter sido evitada, ou até postergada, para o encontro com a morte fisiológica (natural), inevitável, a que todos estamos sujeitos. E é sobre isso que vamos falar aqui.

Alguns que lerão as páginas a seguir poderão ficar confusos para escolher a melhor forma de obter os nutrientes: dieta (como a dieta mediterrânea, de que falaremos à frente) ou suplementos. Serei clara: nossos corpos foram criados com os processos necessários (digestão e absorção) para extrair do alimento o que precisam para funcionar de forma fisiológica. Entretanto, por várias razões, não conseguimos obter tudo que precisamos apenas do que nos alimentamos. Primeiro, a dieta de um adulto ocidental médio está muito aquém do que deveria em densidade nutricional. Segundo, o nível de estresse em que vivemos (como veremos logo mais) dificulta o processo digestivo responsável pela extração do nutriente do alimento, além de aumentar a necessidade dos mesmos nutrientes pelas reações próprias da resposta física ao estresse. Terceiro, a presença de algumas variâncias genéticas pode aumentar a necessidade de nutrientes específicos, como o caso da vitamina D e de formas ativas de vitamina B12 e B9. Quarto, o esgotamento dos solos onde esses alimentos estão sendo cultivados e o uso de sementes geneticamente modificadas também podem estar por trás de alimentos menos densos nutricionalmente, isso sem falar em toda a toxicidade proveniente deste tipo de "alimentos".

Desse modo, a suplementação de nutrientes sob forma não alimentar pode ser necessária. Entretanto, como a própria palavra diz: suplementos "somente suplementam", ou seja, complementam e nunca deverão ser usados para minimizar os efeitos de estilo de vida desequilibrado ou dieta inadequada. A forma natural sempre deverá ser priorizada, uma vez que existe uma sinergia de nutrientes encontrada nos alimentos *in natura* que nunca será alcançada na forma suplementar. Justamente por isso, temos uma parte deste livro dedicada a como melhorar sua digestão (das pessoas jovens e dos idosos) para assegurar que possamos aproveitar o máximo possível do alimento que escolhemos. Além disso, ao melhorar a digestão, há menos sobra alimentar para a microbiota, que pode ter seu crescimento mais controlado e concorrer menos conosco pela obtenção do nutriente.

Dito isso, vamos ao que está ao seu alcance para preparar seu corpo, e seu exército imune, para a difícil tarefa de proteção de nossas fronteiras.

A IMPORTÂNCIA DO CONTROLE DO ESTRESSE EM MOMENTOS DE EXTREMO DESAFIO PSICOLÓGICO, COMO UMA PANDEMIA

> "Mens sana in corpore sano."
> "Uma mente sã em um corpo são."
>
> (Juvenal, poeta romano, Sátira X.)

Uma enorme variedade de estímulos (químicos, físicos, biológicos e psicológicos) pode ser percebida como estresse pelo organismo, que desencadeará respostas fisiológicas na tentativa de redirecionar o corpo para o estado inicial equilibrado, às quais, em conjunto, damos o nome de "resposta ao estresse". A partir daí, esse "impacto" pode se espalhar por todos os sistemas corporais a partir da produção, secreção e transporte de substâncias com atividade neurológica e endócrina que direcionam a atividade dos órgãos mais importantes para essa resposta ao estresse, especialmente o sistema musculoesquelético (para lutar ou fugir, o que for necessário) e o cérebro (para pensar numa saída para a situação). Já as atividades "menos urgentes" – no contexto desta situação – são inibidas, como a digestão e a produção dos hormônios sexuais, porque seriam um gasto "desnecessário". Pensando bem, esse sistema é muito inteligente. Quem pensaria em comer ou se reproduzir quando sua vida está em risco, não é mesmo?

Para que o corpo consiga direcionar a energia dessa forma, ele contará com a ajuda dos hormônios. No caso, o eixo hormonal aqui é representado pelo hormônio estimulador da corticotropina (CRH), produzido no hipotálamo, o ACTH (hormônio adrenocorticotrófico), produzido na hipófise, e o cortisol, produzido nas adrenais. Conta ainda com o sistema nervoso autônomo, chamado simpático, com seus neurotransmissores adrenalina e noradrenalina. Até aí, tudo bem. E que ótimo que essa reação existe e acontece! É ela que nos possibilita estar aqui como espécie até hoje, após termos ultrapassando os desafios da sobrevivência diária que nos foram apresentados ao longo de nossa evolução. Foi assim que o homem primitivo tinha seus instintos acionados para se defender, caso estivesse em perigo, prestes a ser atacado por uma fera ou estivesse diante de algum outro risco. Este seria um exemplo de ativação do mecanismo de resposta de estresse positivo, pois era responsável por salvar a vida do homem das cavernas.

Entretanto, existe um outro sistema autônomo, chamado parassimpático, inibido em situações de hiperativação simpática, como na reação ao estresse. Esse sistema tem como ator principal o décimo nervo craniano, chamado nervo vago. No que se refere ao *inflammaging*, esse nervo exerce atividade crucial, porque uma das mais importantes atividades do nervo vago tem por objetivo o controle das respostas inflamatórias nos intestinos.

Segundo os pesquisadores Yuan e Taché, em 2017, a estimulação do nervo vago a partir do Sistema Nervoso Central (SNC) pode inibir resposta inflamatória nos intestinos via estimulação da diferenciação das células de defesa conhecidas como macrófagos do tipo M2 e inibir os macrófagos do tipo M1 (falamos deles quando nos referimos ao sistema imune inato), o primeiro com atividade anti-inflamatória, e o segundo com atividade pró-inflamatória. Essa reação já tinha sido descrita no ano 2000, ainda sem o conhecimento da diferenciação dos macrófagos, por M. Rosas Ballina K. J. Tracey[2], e foi chamada de "**rota colinérgica anti-inflamatória**". Hoje se sabe que essa rota anti-inflamatória não envolve apenas os macrófagos, mas pode envolver também os linfócitos T CD4+ (em linhas gerais, as células de defesa contra infecções) e tem importante função na regulação homeostática, ou seja, da capacidade de o organismo manter equilíbrio, mesmo em condições não patológicas e em de doença, como na Covid-19. Essa atividade anti-inflamatória, comandada pelo nervo vago, seria importante coadjuvante no controle da possibilidade da "tempestade de citoquinas".

Em concordância com esses achados, pesquisadores em 2013 e 2015 mostraram que a estimulação vagal através de eletroacupuntura (uma espécie de acupuntura que usa de estímulos elétricos, além das agulhas) aumenta a expressão das proteínas das *tight junctions* (sobre as quais conversamos quando falamos sobre o sistema imune inato e a barreira intestinal), reduzindo a permeabilidade intestinal por mecanismo ainda não elucidado. Desse modo, o tônus vagal

---

2 Rosas Ballina, M. e Tracey, KJ (2009), controle colinérgico da inflamação. *Journal of Internal Medicine*, 265: 663-679. doi: 10.1111 / j.1365-2796.2009.02098.x

parece importante no controle da permeabilidade intestinal fisiológica e, quando alterado, pode comprometer "nossas fronteiras", o que estimula a inflamação corporal.

Desse modo, controlar o estresse diário com atividades que melhorem o tônus vagal me parece interessante como meio de controlar o *inflammaging*, a partir de sua atividade *anti-inflammaging*. Atividades como meditação, *yoga*, *mindfullness*, psicoterapia são importantes para que possamos controlar a atividade do eixo HPA. **O estresse é inevitável, mas a forma como respondemos a ele está na possibilidade de nosso controle.**

Estudos com indivíduos que praticam meditação mostram melhora do tônus vagal, das respostas inflamatórias, com redução de citoquinas pró-inflamatórias e de marcadores de permeabilidade intestinal, provavelmente devido à ativação do nervo vago. Além disso, um estudo mostrou que a prática regular de meditação poderia, inclusive, aumentar os telômeros, estruturas dos cromossomos que têm íntima correlação com o alcance da longevidade. **Quanto mais se medita, menos se inflama, mais se vive**. Outros marcadores de processo inflamatório também estão mais regulados com a prática constante de atividades como *mindfullnes* e meditação, com o o número de células de defesa circulante, expressão gênica inflamatória, envelhecimento celular e produção de anticorpos.

Imaginem, então, o poder da mente durante uma pandemia! Estamos a fugir de um inimigo que não podemos ver, um microrganismo. Ele pode estar em qualquer lugar. Em tempos de redes sociais, informações ultrarrápidas e *fake news*, a mente se torna difícil de controlar. Pensamentos ruminantes, negativos, só aumentam a sensação de impotência. Até que você saiba que não é impotente (o que estamos mostrando aqui: você tem a habilidade de fortalecer sua imunidade, basta saber como) e que sua mente tem poder sobre sua fisiologia.

Controle a mente e controlará o seu corpo.

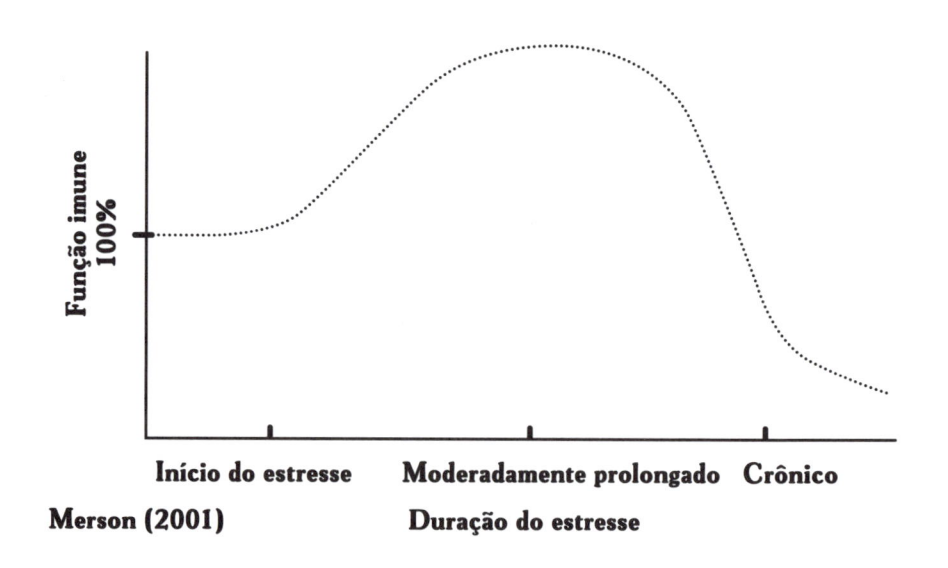

[Gráfico: Função imune 100% (eixo Y) vs Duração do estresse (eixo X) — Início do estresse, Moderadamente prolongado, Crônico]

Merson (2001)

Fonte: MCLEOD, Saul. Stress, Illness and the Immune System. [S. l.], 2010. Disponível em: <https://www.simplypsychology.org/stress-immune.html>. Acesso em: 1 jul. 2020.

DIETA

Nutrição adequada é a forma mais efetiva e barata para diminuir o custo de inúmeras doenças e seus fatores de risco. Pesquisas com base nutricional moderna vêm contribuindo significativamente para melhorar a saúde desta e das próximas gerações. Uma importante área da nutrição é chamada de "imunonutrição", que pode ser definida como o potencial de modular a atividade imunológica com nutrientes específicos, os quais poderiam ser obtidos com a alimentação.

São três os potenciais alvos de ação da imunonutrição: função da barreira mucosa intestinal, defesa celular e ação sobre a inflamação sistêmica ou localizada.

Com esses objetivos em mente, muito se tem discutido a respeito do poder da dieta em causar e, ao mesmo tempo, tratar o *inflammaging*. Não podemos esquecer que tudo que será usado no nosso corpo em suas reações fisiológicas para modular uma resposta inflamatória deve vir de nutrientes que adentram nosso organismo, por sua vez, a partir da dieta ingerida. O pesquisador Claudio Franceschi, conjuntamente com sua equipe da Universidade de Bolonha, na Itália, vem tentando responder a essa questão: a dieta realmente importa no controle da resposta inflamatória?

Para isso, ele usou o conceito de *hormesis* derivado do campo toxicológico. O termo *hormesis* refere-se a respostas adaptativas e bifásicas que se seguem a uma perda de equilíbrio fisiológico, ou da chamada *homeostase.* Isso seria o que acontece no *inflammaging*: a perda do equilíbrio fisiológico (homeostasia) pelo processo inflamatório, que leva a uma reação na direção contrária, reação anti-inflamatória, que equilibraria o processo e devolveria o organismo à *homeostasia,* ou seja, ao seu balanceamento. Evidências recentes apontam que vitaminas, minerais e fitoquímicos podem exercer atividades *"horméticas"*, a partir da modulação da resposta ao estresse. Todos os compostos que exercem essa atividade seriam chamados de *hormetinas*.

A dieta mediterrânea (MedDiet) ganha destaque por ser uma das mais estudadas no quesito de *hormetinas.* Ela recebe esse nome genérico por ser uma dieta típica consumida pela população mediterrânea em áreas em que se cultivam oliveiras. Consequentemente, o azeite de oliva é o ingrediente básico dessa dieta e a principal fonte de gordura dietética. Outros componentes importantes neste caso são de origem vegetal e incluem quantidades generosas de frutas, verduras, legumes, grãos, castanhas e adoçantes naturais, como mel e xarope de suco de uva. São características da dieta o vinho, peixes, derivados de leite em quantidade moderada e relativa baixa quantidade de gordura saturada e carne.

A MedDiet já se mostrou protetora de processos cardiovasculares em estudos múltiplos. Tem como característica o consumo de alimentos minimamente processados, frescos, de época e cultivados próximos de onde são consumidos (para preservar os componentes *horméticos*).

Os principais elementos da dieta são:

- Azeite de oliva

- Peixes e frutos do mar

- Leite e derivados fermentados, como coalhada e iogurte

- Flavonoides e polifenóis (*hormetinas*) de vegetais, frutas, temperos e bebidas, como o vinho tinto (em pequenas quantidades, como uma taça por refeição), chás, cacau e café

- Ovos (até 4 por semana)

Maior aderência à MedDiet está associada a concentrações sanguíneas mais baixas de marcadores inflamatórios. Estudos demonstraram que consumir esse tipo de dieta diminui a resposta inflamatória em pessoas consideradas saudáveis, em pessoas obesas e em pacientes com risco cardiovascular. Ao contrário, o consumo de dietas ricas em refrigerantes (mesmo os adoçados com substâncias não calóricas), grãos refinados, álcool e carnes processadas foi associado ao aumento de marcadores inflamatórios sanguíneos, como Velocidade de hemossedimentação (VHS), proteína C reativa (PCR) e interleucinas. Quando em níveis elevados, podem caracterizar a presença de um processo inflamatório ativo, de uma infecção ou mesmo uma doença autoimune, um câncer.

Vamos ensinar como você pode começar a aplicar esse tipo de dieta logo à frente.

DIETA MEDITERRÂNEA

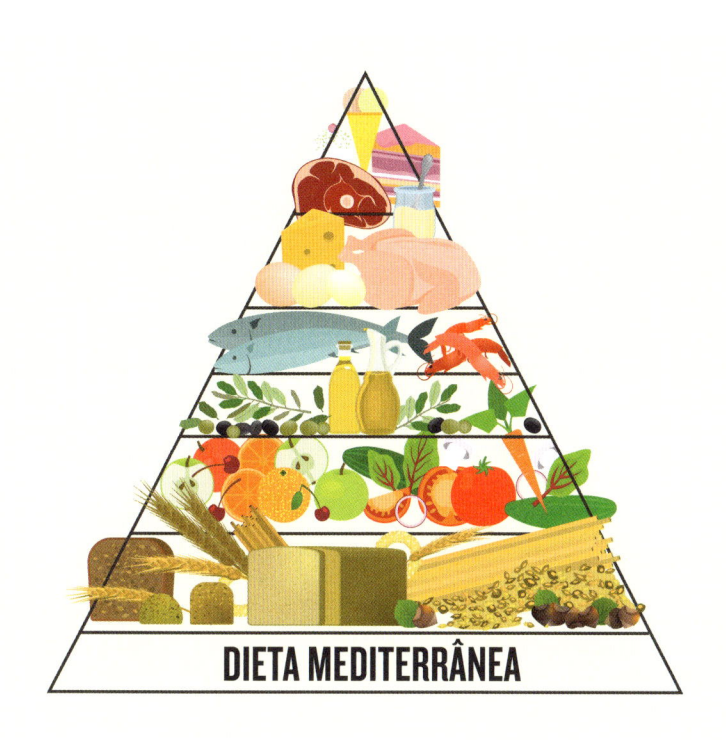

JEJUM E *INFLAMMAGING*

Já falamos do poder da dieta mediterrânea como moduladora do processo inflamatório subclínico intestinal que permeia o *inflammaging*. Outras estratégias milenares vêm se somar a ela como alternativa na redução da inflamação sistêmica: o jejum (intermitente ou em dias alternados), as dietas com restrição de calorias e a dieta com janela alimentar restrita. Vamos conversar aqui resumindo cada uma das estratégias e suas possibilidades em reduzir a inflamação. Mas, antes, um pouquinho de sua história.

O jejum é praticado em todas as civilizações e é tão antigo quanto a história da Medicina. O próprio Hipócrates, na obra *Corpus Hipoccraticcus* (na verdade, o livro foi escrito por seus seguidores, baseados em seus ensinamentos), considera o jejum uma forma de tratamento. Segundo ele, "comer quando está doente é alimentar a sua doença". Posteriormente, o historiador grego Plutarco deixou escrito em uma de suas obras: "Em vez de usar remédio, melhor jejuar".

Essa estratégia é usada também em práticas religiosas e mentais. Observa-se um aumento da clareza mental durante períodos de jejum, em parte pela diminuição da necessidade de sangue no território digestivo quando não há "trabalho" por lá. O sangue pode ser direcionado ao cérebro e aos pulmões, melhorando, assim, a oxigenação e o pensamento. Por isso, aparentemente melhora a cognição, o raciocínio e a disposição.

Todas as formas de jejum para a saúde atuam sob um mesmo conceito: a redução da ingesta de calorias. Atualmente uma grande onda de publicações, tanto científicas quanto as voltadas ao público geral, vem propagando os benefícios da redução de calorias a partir de estratégias como essas para a perda de peso e a redução do risco cardiovascular. Roth *et al.*, na renomada revista *Science*, em 2002, iniciou seu artigo com a seguinte frase: "*A intervenção mais robusta para reduzir a velocidade do envelhecimento e para a manutenção da saúde e da função em animais é a restrição calórica*". Muitos outros artigos já mostram que o jejum causa a perda de peso e pode atuar como uma estratégia importante para a redução da inflamação em obesos; mas será que essas estratégias de restrição calórica também poderiam exercer benefício semelhante em indivíduos sem a necessidade de perda de peso?

Bem, a verdade é que o benefício de aumentar o tempo de vida, ou a longevidade, a partir da restrição calórica já foi bem difundido, mas em ratos, moscas e leveduras, por aumento do mecanismo chamado de *autofagia* (traduzindo: quando seu corpo "come" estruturas velhas que precisavam ser recicladas no seu corpo como mecanismo de obtenção de energia durante a falta de calorias. "*Fagia*": comer, "*auto*": a si próprio). Krista Varady, pesquisadora da Universidade de Illinois, disse em uma entrevista publicada em 29 de maio de 2020[3] que "*ainda não está provado que [a autofagia] ocorra com humanos*". Mas o que a pesquisadora com mais de 60 artigos publicados no tema não hesita em afirmar é que essas estratégias funcionam muito bem para perda de peso, diminuição da resistência insulínica e de outros marcadores de síndrome metabólica, como a fração LDL do colesterol, os triglicérides e da pressão arterial. Somente por equilibrar marcadores tão importantes no envelhecimento,

---

3 VARADY, Krista. Mapping Intermittent Fasting with Krista Varady, PhD. 142. ed. *Functional Nutrition Alliance:* 15 minute Matrix, 29 maio 2020. Disponível em: <http://15minutematrix.com/142mapping-intermittent-fasting-with-krista-varady-phd/>. Acesso em: 1 jul. 2020.

pode-se afirmar que, se não prolonga a vida, a restrição calórica, com certeza, pode melhorar a qualidade dela, bem como diminuir a possibilidade de *inflammaging* em quem a pratica.

Além disso, estudos vêm mostrando que a restrição calórica pode trazer benefícios também para a saúde digestiva. Primeiro, porque o período de jejum reduziria a absorção de componentes sobrenadantes da microbiota, como os lipopolissacarídeos, (lembram-se dos PAMPs que mencionamos quando falamos do sistema imune? Os lipopolissacarídeos pertencem a essa classe de substâncias), o que chamamos de *endotoxemia*, processo que está envolvido em resistência insulínica e, por que não, no *inflammaging*. Segundo, porque possibilita um "descanso" para o sistema digestivo, que pode, assim, reparar o que precisa. **Costumo dizer que o sistema digestivo, tal como um serviço de trens urbanos, precisa de períodos de inatividade para fazer reparo em suas linhas e em seus veículos.** Nós precisamos desse repouso na digestão para reparos na barreira intestinal, limpeza de bactérias patogênicas, mais sensíveis à redução de alimento, e para redução de componentes bacterianos deletérios (como os lipopolissacarídeos – LPS).

Existem muitas formas de colocar a restrição calórica em prática de forma simples e que podem ser adaptadas à necessidade individual. Existem, segundo a pesquisadora citada, basicamente, duas formas de fazer a restrição calórica:

- **Jejum intermitente.** É considerado o termo genérico para 3 práticas diferentes: jejum em dias alternados, dieta 5/2 e a janela alimentar restrita.
- Jejum em dias alternados: 1 dia com dieta livre e o outro dia com um limite de 500 calorias, seguido indefinidamente por meses.
- Dieta 5/2: 5 dias de dieta livre por semana com 2 dias de dieta até 500 calorias.
- Janela alimentar restrita: quando você limita a janela de alimentação a um certo período do dia, normalmente a um período de 8 horas todos os dias, com 16 horas de jejum. Exemplo: você come das 10 da manhã até as 18 horas todos os dias, enquanto nas horas remanescentes consome apenas água e líquidos sem calorias, como café preto e chá preto.
- **Jejum periódico.** Ocorre quando se escolhe jejuar os 5 primeiros dias de cada mês, com os dias remanescentes em dieta normal. Nos dias considerados de jejum, consomem-se de 700 a no máximo 1.000 calorias, numa dieta baixa em proteínas. Criada por Valter Longo (*a quem tive o prazer de conhecer em 2017, em um congresso*), médico italiano radicado nos Estados Unidos, da Universidade do Sul da Califórnia, autor do livro *A dieta da longevidade*, esse jejum periódico é chamado de "dieta mimetizadora do jejum". Isso porque não é "realmente" um jejum, uma vez que há ingesta alimentar nesses 5 dias, mas trata-se de uma restrição calórica importante que, segundo ele, já traria os benefícios esperados da dieta. Além disso, em seu livro, o Dr. Longo, como um "bom italiano da região do Mediterrâneo", propõe uma dieta de característica essencialmente MedDiet, plena de vegetais, legumes, grão integrais, peixe e azeite durante os 25 dias sem restrição calórica.

Com esses conceitos em mente, só devemos encontrar a forma mais fácil de aplicar cada estratégia na prática diária, o que eu recomendo que seja em conjunto com a MedDiet, como proposto pelo Dr. Valter Longo e com acompanhamento médico e nutricional para que as especificidades de sua demanda nutricional possam ser direcionadas em conformidade com sua realidade e seu organismo. A forma mais simples talvez seja a janela alimentar restrita, uma vez que pode ser programada com facilidade, dia a dia, sem maiores restrições. Quando o objetivo é a perda de peso, essa forma é a menos eficiente, perdendo terreno para o jejum em dias alternados, a forma mais estudada pela pesquisadora Krista Varady, que citei há pouco.

Existem precauções e sintomas desagradáveis quando se pratica alguma forma de restrição calórica? Sim, como tudo na vida, há um lado menos agradável da estratégia. Ela não deve ser praticada por mulheres grávidas ou lactantes, por pessoas com antecedentes de transtornos alimentares (como bulimia e anorexia) por forte tendência à descompensação, diabéticos do tipo 1 e pessoas que trabalham em turnos. Além disso, se você estiver passando por período de forte estresse, não é recomendável fazer a restrição calórica, que poderia piorar a sua resposta fisiológica ao estresse, alterando hormônios envolvidos no processo de estresse.

Alguns sintomas que podem ocorrer:

- **Dor de cabeça.** Muitas pessoas decidem fazer o jejum, mas se esquecem de se hidratar, o que pode ser a causa da cefaleia de que alguns indivíduos reclamam durante o jejum. Normalmente, ela tende a ceder com a hidratação e a reposição de alguns minerais, como magnésio, sódio e potássio (colocar uma pitada de sal marinho na água costuma ajudar). Os dez primeiros dias são os mais difíceis.

- **Queda da energia e irritabilidade.** Nos dez primeiros dias, até a mudança metabólica necessária para o seu corpo utilizar gordura armazenada como fonte energia.

- **Hálito cetônico.** Quando não temos energia prontamente disponível para ser utilizada no nosso corpo, usamos a gordura armazenada como forma de energia, com a formação de corpos cetônicos. A acetona produzida sai na respiração, com odor característico. Se não for diabético, não há maior problema com essa reação.

- **Constipação leve.** Própria da redução de ingesta alimentar. Menos alimento, menos evacuação. Tende a melhorar com o aumento da ingesta hídrica e de fibras.

Conforme mencionei anteriormente, como qualquer nova estratégia dietética, é aconselhável que essa nova forma de se alimentar seja acompanhada por um profissional da nutrição familiarizado com tal ferramenta. Não se deve aplicar a restrição calórica seguindo apenas recomendações genéricas e relatos de rede social, principalmente para que não haja restrição dos nutrientes, tão importantes para o sistema imune e para nossa defesa corporal.

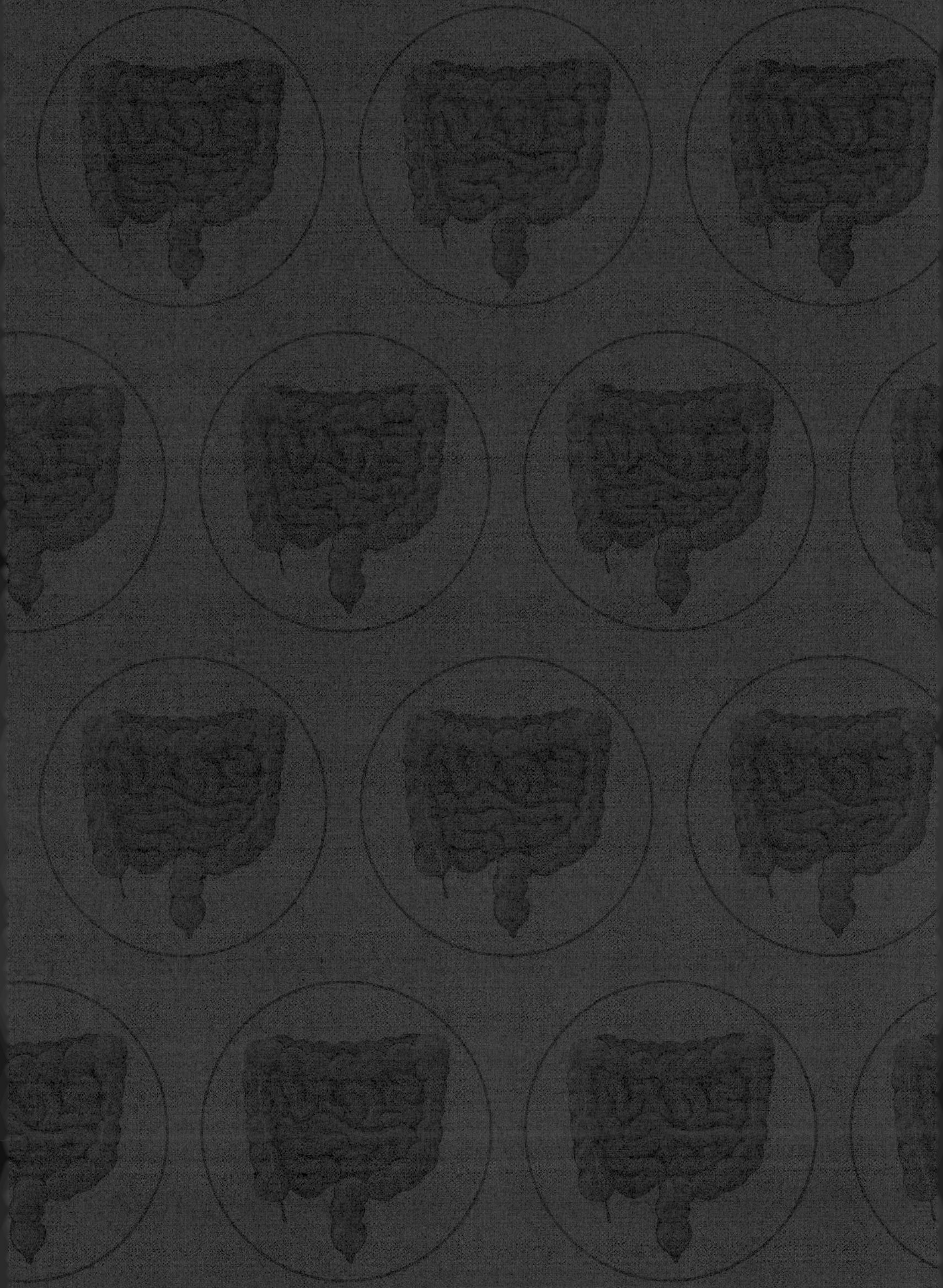

NUTRIENTES QUE PODEM PREVENIR OU MELHORAR A INFLAMAÇÃO

ÁCIDOS GRAXOS POLI-INSATURADOS

A conexão entre os ácidos graxos poli-insaturados e inflamação é a informação de que os eicosanoides, que agem como mediadores e reguladores de um processo inflamatório, são gerados pelos ácidos graxos poli-insanturados de 20 carbonos, "PUFA", na sigla em inglês de "Polyunsaturated fatty acids". Vamos ver como encontrar aqui fontes dos PUFAs e como eles podem proteger o nosso organismo.

As células inflamatórias possuem uma alta concentração de PUFA do ácido aracdônico N-6 (ômega 6), e este acaba sendo o maior substrato para a formação de leucotrienos, prostaglandinas e outros derivados oxidados dos ácidos graxos, mediadores da resposta inflamatória. (as citoquinas, substâncias às quais já nos referimos, que funcionam como "alarmes" para o sistema imunológico, fazem parte desse sistema). O ômega 6 dá origem a essas substâncias em reações catalisadas pela enzima COX (ciclo-oxigenase) e a enzima LOX (lipo-oxigenase).

A quantidade de ácido aracdônico em células inflamatórias pode ser reduzida pelo aumento do consumo de PUFAs de origem marinha N-3 (ômega 3), como o ácido eicopentaenoico (EPA) e o docosahexaenoico (DHA). Estes são encontrados em alimentos de origem marinha (**e aqui temos a MedDiet, rica em peixes e frutos do mar**), especialmente no óleo de peixe. Uma maior concentração de ômega 3 na dieta poderia reduzir a disponibilidade de ácido aracdônico para a síntese dos eicosanoides inflamatórios. O próprio EPA pode entrar como substrato para a COX e a LOX, mas com a formação de compostos bem menos inflamatórios que aqueles derivados do ácido aracdônico. Além disso, tanto o EPA quanto o DHA podem atuar na formação de uma outra classe de substâncias chamadas *resolvinas*, que possuem atividade anti-inflamatória, regulando a formação de citoquinas. Há redução da ativação do NFkappaB, alterando a quimiotaxia dos leucócitos e a formação de citoquinas.

Estudos observacionais demonstraram relação inversa entre o consumo de ômega 3 e a dosagem sanguínea de marcadores inflamatórios. O que não acontece com a mesma potência quando o ômega 3 é derivado de plantas, como o alfalinoleico; nesse caso haverá a necessidade de uma conversão pelo organismo em formas mais ativas do EPA.

Existem muitos suplementos de ômega 3 no mercado atualmente, que movimentam milhares de dólares todos os anos. Porém, as evidências científicas são muito mais robustas quando esses ácidos graxos são consumidos na forma alimentar, com associação de outros importantes componentes alimentares, como vemos nos alimentos *in natura* típicos da MedDiet.

O consumo isolado de suplementos de ômega 3 não foi estudado em relação aos coronavírus, pelo menos até hoje. Entretanto, dadas suas funções regulatórias sobre a imunidade, poderia exercer atividade reduzindo, ainda sob forma não quantificada, a possibilidade da tempestade de citoquinas.

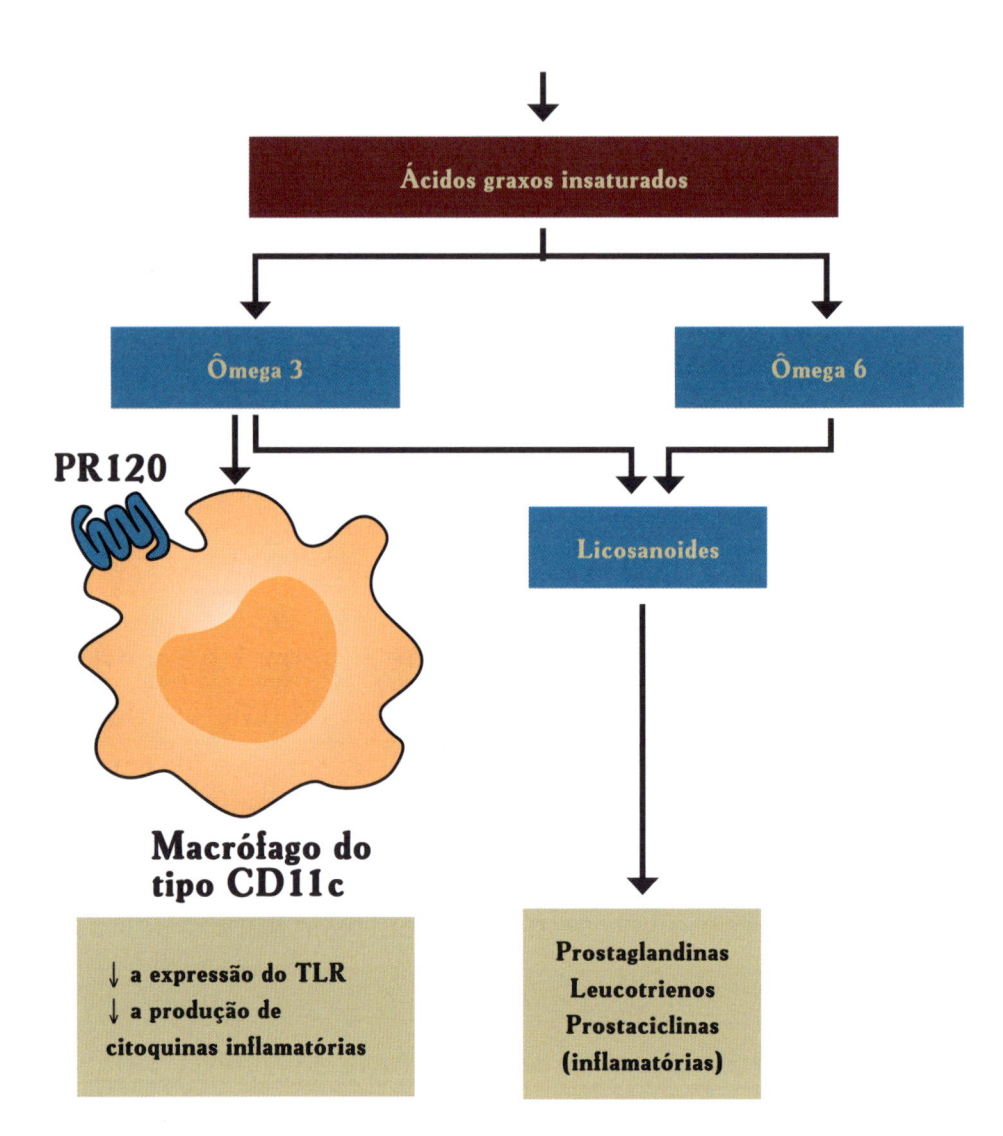

```
                    ↓
        ┌───────────────────────┐
        │ Ácidos graxos insaturados │
        └───────────────────────┘
              │           │
              ↓           ↓
          ┌───────┐   ┌───────┐
          │Ômega 3│   │Ômega 6│
          └───────┘   └───────┘
```

PR120

Macrófago do tipo CD11c

↓ a expressão do TLR
↓ a produção de citoquinas inflamatórias

Licosanoides

Prostaglandinas
Leucotrienos
Prostaciclinas
(inflamatórias)

Fonte: Veldhoen, M., & Brucklacher-Waldert, V. (2012). Dietary influences on intestinal immunity. *Nature Reviews Immunology*, 12(10), 696–708. doi:10.1038/nri3299.

MELATONINA

A melatonina é conhecida por seus efeitos cronobióticos, ou seja, regula as funções biológicas ligadas aos ritmos circadianos. Numerosos estudos revelaram que a melatonina exerce propriedades além do controle dos osciladores circadianos. O inflamassoma NLRP3, que é um importante elemento no processo inflamatório, é agora reconhecido como alvo da atividade da melatonina também.

Geralmente chamada de "hormônio da escuridão", a melatonina é um hormônio produzido na glândula pineal a partir da diminuição da exposição da retina à luz. A capacidade desse hormônio de regular tanto citoquinas pró quanto anti-inflamatórias em diferentes condições fisiopatológicas só foi extensivamente estudada nos últimos anos. O controle das tempestades de citoquinas é um dos maiores desafios no tratamento da sepse e pode ser influenciado pela quantidade de melatonina disponível no organismo.

O inflamassoma NLRP3 é um alvo direto da melatonina. Modelos animais de sepse mostraram a capacidade da melatonina de manter a homeostase mitocondrial, reduzir as espécies reativas de oxigênio (ROS) e diminuir a produção de citoquinas pró-inflamatórias. Foi demonstrado que a melatonina inibe os inflamassomas de NLRP3 em camundongos com condições sépticas do miocárdio, transformando a inflamação miocárdica grave em sintomas mais leves, prevenindo insuficiência cardíaca e aumentando significativamente as taxas de sobrevivência desses camundongos. Um excelente estudo de Volt et al. (2016) mostrou que baixas doses crônicas de melatonina em camundongos idosos podem prevenir o *inflammaging*, a produção dos ROS e a disfunção mitocondrial, reflexo da inflamação.

Volt et al. também mostraram que a administração aguda de melatonina poderia neutralizar respostas inflamatórias graves. Portanto, não é surpreendente pensar que a melatonina é capaz de atuar de forma coadjuvante na prevenção da SARS a partir da supressão dos inflamassomas de NLRP3. Nos modelos de Lesão Pulmonar Aguda (LPA) em roedores, verificou-se que a melatonina reduz acentuadamente a lesão pulmonar e causa menor infiltração de macrófagos e neutrófilos nos pulmões. A melatonina protegeu camundongos dessas lesões, inibindo a ativação dos inflamassomas NLRP3 através da supressão da liberação extracelular de histonas e bloqueando a ativação do inflamassoma induzido dessa forma.

A melatonina está em seus níveis máximos em crianças até 9 anos e cai gradualmente enquanto envelhecemos, chegando aos seus valores mínimos no humano a partir dos 70 anos de idade. Talvez essas alterações na concentração de melatonina à medida que envelhecemos sejam um dos fatores a diminuir o controle do nosso sistema imune sobre o processo de *inflammaging* ao longo do envelhecimento e agravar a SARS nessa população.

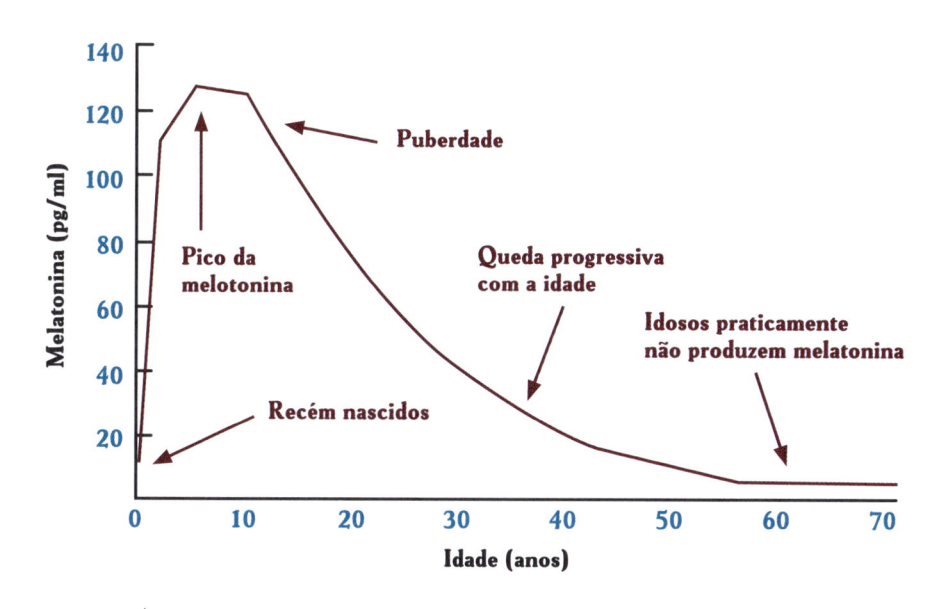

Fonte: LOH, DORIS. *Melatonin secretion from infant to old age pg-ml*: image. Evolutamente, 13 mar. 2020. Disponível em: <https://www.evolutamente.it/covid-19-pneumonia-inflammasomes-the-melatoninconnection/image_melatonin-secretion-from-infant-to-old-age-pg-ml/>. Acesso em: 1 jul. 2020.

Para a maioria das pessoas, o pico da produção da melatonina se dá por volta das 2 às 3 da manhã e depois cai, gradualmente, até o momento em que acordamos, quando o hormônio oposto a ela, o cortisol, está em seu ápice. Desse modo, dormir bem, e não muito tarde, é uma boa forma de manter a melatonina sendo produzida. Alguns alimentos também podem ajudar na produção de melatonina, como os que são ricos em triptofano (precursor da melatonina), como aveia, banana, chocolate amargo, café sem cafeína, ovos, nozes e semente de abóbora. O consumo de cerejas, kiwi e amêndoas também pode ajudar, porque esses alimentos contêm a própria melatonina, sob forma vegetal.

Os pacientes com Covid-19 e SARS frequentemente necessitam de intubação com ventilação mecânica. Embora a intervenção possa ajudar os pacientes, em muitos casos eles podem desenvolver uma lesão pulmonar induzida por ventilador como resultado da ventilação mecânica, como um efeito colateral. Em particular, altas pressões de ventilação e altos volumes gasosos necessários para manter tanto a oxigenação adequada quanto a eliminação de CO_2 podem causar danos nos pulmões e prejudicar as trocas gasosas.

Um estudo divulgado em 6 de março de 2020 por Geng-Chin Wu *et al.* demonstrou que, ao aumentar a melatonina com o uso de um agonista do seu receptor (luzindol), os efeitos prejudiciais da lesão pulmonar induzida por ventilador poderiam ser evitados em roedores.

Recentemente, em 23 de março de 2020, um grupo chinês publicou estudo de revisão dos efeitos da melatonina especificamente como ativo adjuvante no tratamento da Covid-19. Os pesquisadores concluíram que, apesar de ainda não termos nenhum estudo em humanos relacionando melatonina e a evolução da Covid-19, estudos em outras condições que mostravam aumento da inflamação sistêmica foram promissores, com redução dos níveis sanguíneos de citoquinas. Uma metanálise recente de 22 estudos clínicos controlados e randomizados sugeriu que o uso de melatonina está associado a uma redução significativa de citoquinas inflamatórias. Desse modo, seu uso poderia ser explorado nos casos de Covid-19, na fase aguda da inflamação. As doses ainda não estão estabelecidas, embora os estudos mostrem entre 5 mg e 20 mg de melatonina ao dia.

Quando falamos em *inflammaging*, e não em períodos agudos de doença, o uso crônico em baixas doses (como 500 mcg ou 0,5 mg), uma hora e meia antes do horário de deitar, poderia ser suficiente para redução do estado inflamatório crônico subclínico característico dessa condição.

QUERCETINA

A quercetina, um flavonoide encontrado em frutas e vegetais, tem propriedades biológicas únicas que pode melhorar o desempenho mental/físico e reduzir o risco de infecção. Os flavonoides são uma subclasse de fitoquímicos (fito: planta; químico: substância) que constituem uma grande classe de constituintes alimentares, muitos dos quais podem alterar processos metabólicos e ter impacto positivo na saúde. Entre os benefícios potenciais da quercetina para a saúde em geral estão a melhor resistência a doenças, agindo como anticancerígeno, incluindo atividades anti-inflamatórias, antivirais, antioxidantes e psicoestimulantes, bem como a capacidade de inibir a peroxidação lipídica, agregação plaquetária e permeabilidade capilar, e estimular a biogênese mitocondrial. Por essas atividades, a quercetina, assim como outras substâncias naturais e sintéticas, é chamada de *senolítica*, ou seja, que previne o envelhecimento.

Um estudo publicado em 20 de março de 2020 mostra a hipótese do potencial da quercetina e de outras substâncias *senolíticas* (azitromicina, hidroxicloroquina, doxiciclina e rapamicina) melhorar a evolução dos pacientes com Covid-19, embora mais estudos sejam necessários. Posteriormente, uma coorte de 80 pacientes foi publicada confirmando (pelo menos em parte) o potencial da hidroxicloroquina associada à azitromicina na modulação da resposta inflamatória exacerbada que acompanha os casos graves de Covid-19. Outro estudo usando modelos de supercomputadores identificou a quercetina como um dos cinco principais e potenciais ativos que atrapalham a ligação entre a *spike protein* (a proteína que permite o SARS-COV-2 penetrar nas célulass) do vírus e a ECA2, diminuindo a possibilidade de acesso do vírus nas células. Estudo teórico, mas muito instigante.

A quercetina age reduzindo a produção de citoquinas seguida à absorção intestinal de LPS bacterianos, inclusive em células pulmonares, o que a torna ainda mais interessante em casos em que a redução da inflamação pulmonar é mais desejável, como na Covid-19. Melhora ainda a produção de TNF alfa e reduz a produção de interleucinas.

A quercetina é encontrada em grande variedade de alimentos naturais, como maçã, brássicas (como brócolis, couve-de-bruxelas e repolho), uva, cebola, tomate (orgânico tem até 79% mais quercetina que o tomate comum), chá verde, sementes e castanhas. Pode ser encontrada também em fitoterápicos, como o *Gingko biloba*, o *Hipericum perforatum* e o que vamos falar mais a fundo posteriormente, o *Sambucus canadensis.*

O IFM Americano (*Institute for Functional Medicine*) publicou, em 7 de abril de 2020, a recomendação do uso da quercetina em infecções respiratórias como a Covid-19 na forma fitossomal de 250 a 500 mg 2x ao dia, com evidências moderadas que justifiquem seu uso e com baixos riscos de complicações.

VITAMINA D

A vitamina D, apesar do nome de vitamina, é um hormônio produzido na pele a partir da ação da radiação UVB sobre o 7-dehidrocolesterol. É convertida no fígado a 25(OH) e depois a 1,25(OH)2D, ou calcitriol, nos rins ou nos órgãos, conforme necessário. Seus efeitos se iniciam com a ligação do calcitriol ao seu receptor no núcleo das células, onde exerce muitas atividades. A mais conhecida delas é a regulação dos níveis de cálcio, fazendo um *feedback* com o hormônio PTH, o que por si só já regula várias funções corporais.

Existem muitas revisões que apontam os efeitos da vitamina D na diminuição do risco de infecções virais e das complicações a partir do contato com vírus, como o da *influenza* e da Covid-19. Os efeitos da vitamina D também podem atuar nos intestinos, reduzindo a carga sobre o sistema imune inato, uma vez que níveis fisiológicos dessa vitamina regulam a função das *tight junctions* de que falamos quando discutimos esse sistema imune.

Além disso, a vitamina D tem a função de melhorar a atividade do sistema imune inato, a partir do estímulo da produção de peptídeos antimicrobianos, como a *catalecidina humana* e as *defensinas*. A catalicidina humana exerce atividade antimicrobiana contra uma grande variedade de microrganismos, como bactérias Gram positivas e negativas, fungos e até vírus envelopados, como o caso dos *coronavírus*. Neste último, a vitamina D ainda ajuda a regular a produção de citoquinas inflamatórias, a partir da regulação do TNF alfa, diminuindo a chance da temida "tempestade de citoquinas", sobre as quais conversamos anteriormente como característica da SARS.

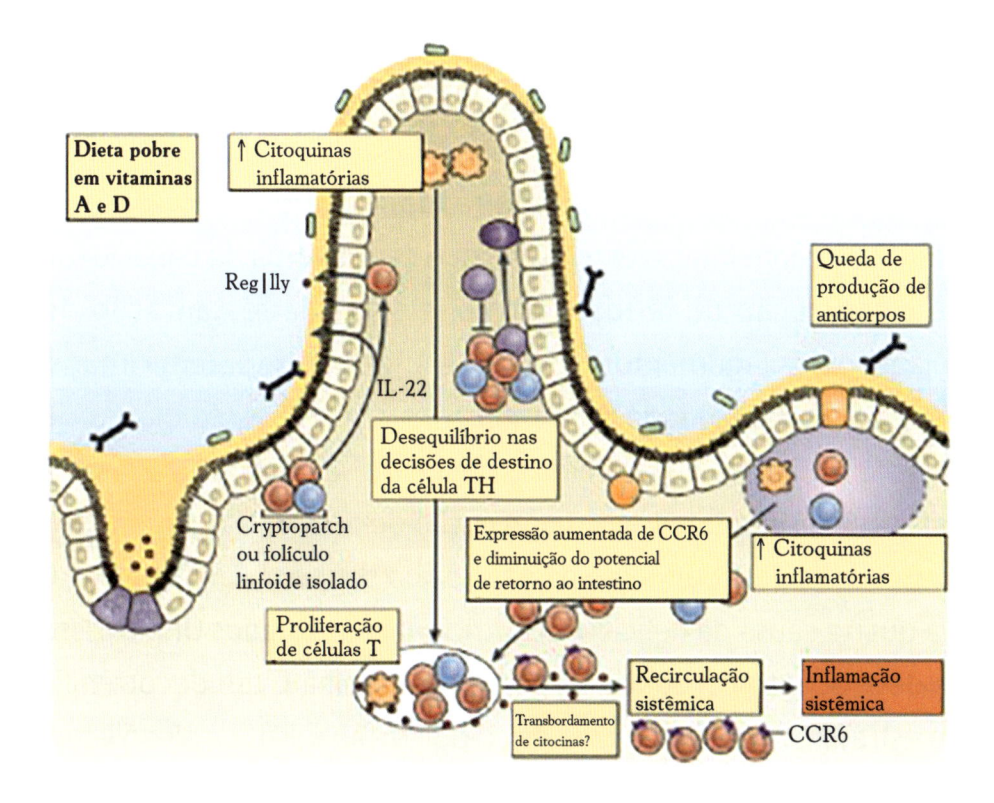

Fonte: Veldhoen M, Brucklacher-Waldert V. Dietary influences on intestinal immunity. Nat Rev Immunol. 2012;12(10):696–708. doi:10.1038/nri3299.

VITAMINA C

A vitamina C é uma vitamina hidrossolúvel encontrada em todas as frutas, sendo mais concentrada em frutas cítricas, brócolis, morango, pimentão verde e folhas verde-escuras. Os mamíferos, como nós, perderam a capacidade de sintetizar a própria vitamina C, após mutação que deve ter ocorrido por volta de 38 milhões a 92 milhões de anos atrás. A perda dessa capacidade não é incompatível com a vida, uma vez que nossa dieta é rica nesse precioso nutriente.

A carência dessa vitamina é responsável por uma doença potencialmente fatal, o escorbuto, que causa perda da capacidade de cicatrização de feridas por deficiência na restauração do colágeno dos tegumentos e diminui a atividade do sistema imune, abrindo a possibilidade para infecções graves. Doses diárias de 100 mg a 200 mg de vitamina C deveriam ser facilmente obtidas pela dieta e suficientes para a prevenção de deficiências. Entretanto, apesar de muito abundante na natureza, a deficiência de vitamina C é a quarta causa de deficiência nutricional nos Estados Unidos. Isso se deve ao alto consumo corporal de vitamina C em decorrência do estresse excessivo, físico e psicológico, tabagismo e alcoolismo.

Muitos estados patológicos alteram a homeostasia da vitamina C. Doenças intestinais podem alterar sua absorção por diminuição nos mecanismos de transporte da vitamina através do epitélio digestivo. Idosos também têm com maior risco de hipovitaminose C por redução da expressão dos transportadores intestinais com o envelhecimento.

A vitamina C exerce um conjunto de atividades que teria a capacidade de melhorar a resposta imunológica inata, atuando naqueles fatores do nosso "exército", como as "barreiras", as "cancelas" e os próprios "soldados" do sistema imune. Mantém a integridade das barreiras epiteliais com melhora da formação do colágeno e redução do tempo de cicatrização de feridas. Melhora a atividade dos "soldados" macrófagos, ativando sua mobilidade, aumentando sua capacidade de limpeza de sobras microbianas e ativando seu poder de fogo. Mas, o mais importante: diminui os níveis de histamina (que funciona como um mediador do sistema imune) e modula a produção de citoquinas.

Estudo publicado em janeiro de 2020 procurou estabelecer a relação entre o uso de vitamina C e o tratamento da sepse e, mais especificamente, da SARS. A conclusão foi de que o uso poderia ser justificado a partir da melhora das barreiras pulmonar e intestinal (por efeito nas *tight junctions* desses locais, naquelas substâncias a que nos referimos anteriormente, *claudina* e *ocludina*) induzida pela vitamina C (nesses casos, em pacientes internados, em altas doses e por via endovenosa) e a diminuição de fatores que induzem a presença de líquido nos alvéolos pulmonares, patognomônico da SARS.

Nenhum estudo conclusivo a respeito de sua ação especificamente na Covid-19 foi publicado até o presente momento, mas já existem alguns em andamento, com bons resultados. Nesses, o uso de vitamina C por via endovenosa em altas doses (acima de 10g por dia) parece ajudar a modular a resposta inflamatória, diminuindo o tempo de internação dos pacientes entubados.

Recomendações[4] do dia 7 de abril de 2020, publicadas pelo Instituto para Medicina Funcional Americano, sugerem a dose de 1g a 3g até 4x ao dia nos pacientes com infecções respiratórias potencialmente graves e classificam as evidências para o uso como fortes.

VITAMINA A

A vitamina A é um micronutriente essencial para a manutenção da visão, para promover crescimento e desenvolvimento, proteger as barreiras epiteliais corporais e a integridade das

---

4 THE INSTITUTE FOR FUNCTIONAL MEDICINE. *Covid-19: Functional Medicine Resources:* The Functional Medicine Approach to Covid-19: Virus-Specific Nutraceutical and Botanical Agents. [S. l.], 7 abr. 2020. Disponível em: <https://www.ifm.org/news-insights/the-functional-medicine-approach-tocovid-19-virus-specific-nutraceutical-and-botanical-agents/?hsCtaTracking=3e776ee9-d7e2-407caae1-ef1d20085b0e%7Cebd3c852-d98c-49e0-b16d-62e84787f4f>. Acesso em: 1 jul. 2020.

mucosas, como da orofaringe, dos pulmões e intestinos. Processos inflamatórios podem, por outro lado, causar queda nos níveis de vitamina A por "sequestro" da vitamina nos tecidos inflamados, o que pode piorar ainda mais processos inflamatórios de características sistêmicas.

Até agora, nenhum estudo foi realizado especificamente com a SARS ou a própria Covid-19 e a vitamina A. Existem recomendações para o uso da vitamina A em doses até 25.000ui ao dia, o que é uma dose alta e deve ser usada apenas com prescrição médica. Importante pontuar que os efeitos da hipervitaminose A são indesejáveis e podem levar a hipercalcemia, dermatites descamativas e dores musculares.

RESVERATROL

O resveratrol é um componente natural, polifenol, encontrado no vinho tinto e em frutas como o mirtilo, muitas uvas vermelhas (na casca, principalmente) e *cranberry*. O primeiro artigo publicado mostrando os efeitos dessa substância sobre o sistema imune, em 2001, mostrava que ela possuía o poder de modular a produção de substâncias inflamatórias, como TNF alfa e citoquinas em modelos de câncer de baço. Outro artigo de 2007 mostrou que doses baixas dessa substância estimulariam o sistema imune, enquanto altas doses poderiam diminuir a função desse sistema. Como sempre, equilíbrio é a chave. Quando em doses adequadas, o resveratrol teria o potencial de ativar vias anti-inflamatórias, que seriam tão benéficas na atividade *anti-inflammaging* que tanto buscamos para equilibrar os idosos em processo de *inflammaging*.

Já foram encontradas atividades antibióticas também pelo resveratrol, com estudos mostrando atividade citotóxica sobre o *H. Pylori*, o *Toxoplasma gondii* e o *Staphylococcus aureus*. Será que poderia exercer algum efeito terapêutico sobre vírus também?

De fato, em 2006 foi publicado um artigo mostrando a capacidade desse potente antioxidante em inibir o crescimento *in vitro* do SARS-CoV, responsável pela primeira epidemia por um coronavírus. Outros artigos já tinham sido publicados mostrando efeito de controle viral no caso de herpes simples e *Epstein-Barr*. Posteriormente, em 2017, um artigo publicado no *BMC Infectious Diseases*, um estudo com culturas celulares, mostrou que o resveratrol reduziu a morte celular causada por outro coronavírus, o MERS-CoV. Interessante que, quando doses mais altas foram usadas na cultura, maior efeito citotóxico negativo surgiu (250ng), o que foi reduzido quando a dose foi reduzida para 62,5ng, sem perda do efeito protetor positivo induzido pelo resveratrol. Mais uma vez, a chave está no equilíbrio.

O Institute for Functional Medicine (IFM), em sua publicação a respeito da Covid-19, sugeriu a dose de 100 mg a 150 mg ao dia de resveratrol, quando suplementado, na prevenção de quadros mais graves da doença. Sugiro que o nutriente venha sempre, de preferência, em alimentos íntegros, frescos e orgânicos. A ingesta de vinho de forma moderada, como proposto pela MedDiet, uma taça por refeição, pode ser uma boa forma de obter o resveratrol quando falamos em prevenção. Quando falamos em tratamento, nada ainda está estabelecido cientificamente, mas sugere-se a dose preconizada pelo IFM.

N-ACETILCISTEÍNA (NAC)

A NAC é um potente antioxidante já estudado em múltiplas pesquisas por seu efeito em lesões pulmonares e sepses. Sua propriedade mais relevante é ser precursora de glutationa, que, por sua vez, é essencial para a manutenção de processos fisiológicos celulares e representa o sistema antioxidante mais importante dos pulmões.

Estudo *in vitro* mostrou que em infecções graves pulmonares por vírus, como o *influenza*, há um aumento de peróxido e redução dos tióis (estes últimos importantes para a barreira pulmonar), e que o uso da NAC restauraria os níveis fisiológicos de peróxido com consequente redução dos títulos de partículas virais.

Apesar de seus mecanismos bioquímicos serem promissores no manejo de patologias pulmonares, uma metanálise publicada em 2017, que procurou compilar os efeitos da NAC nas síndromes respiratórias agudas, mostrou que no caso, não foi verificada redução na mortalidade dos pacientes em UTI com o uso de NAC. Entretanto, parece ter havido redução no tempo de internação no grupo que foi submetido à prescrição de NAC. Sem efeitos adversos encontrados.

A publicação da IFM de 07 de abril de 2020 coloca a NAC como de evidência limitada, mas potencialmente útil pela redução de severidade da síndrome respiratória. Indica o uso de 600 mg a 900 mg 2x ao dia.

ZINCO

O zinco é um mineral utilizado por nosso corpo em múltiplas reações enzimáticas de forma crucial. Hoje sabe-se que ele é o segundo mineral mais abundante no nosso corpo, perdendo apenas para o ferro. Desde muito tempo é conhecido por fortalecer a imunidade, embora na forma de conhecimento popular. Na década de 2000, estudos científicos começaram a surgir, e alguns mostraram que, em culturas celulares, altas doses de zinco, associadas a substâncias que facilitam seu transporte, podem alterar a replicação de vírus da gripe comum e do *influenza*.

Embora não tenhamos ainda nenhum estudo relacionando o zinco à Covid-19, estudo de 2010 com o primeiro *betacoronavírus*, o SARS-CoV, mostrou que o zinco pode inibir a replicação viral até mesmo em doses moderadas, com baixa toxicidade. Esse mineral participa de uma série de etapas da imunidade inata e adquirida. Após o reconhecimento de alguma partícula viral pelos TLR (nós já nos referimos a esses receptores reconhecedores de padrão), há um súbito aumento da entrada de zinco nas células. Estudos apontam que o zinco teria a função de controlar a resposta inflamatória, reduzindo a excessiva estimulação da produção de interferon, o que na Covid-19 seria, realmente, importante mecanismo para minimizar a possibilidade da "tempestade de citoquinas".

Os níveis de zinco corporal são obtidos principalmente pela dieta (como quase tudo em nosso corpo). Entretanto, a composição geral da dieta, estados de doença e a ingestão de alguns medicamentos e álcool podem reduzir a absorção do zinco e o armazenamento, e podem aumentar a sua excreção. Por exemplo, o fitato alimentar, um quelante natural dos íons de zinco que está presente no milho, no arroz e nos cereais (vamos ensinar mais à frente como reduzir seu teor, a partir do método de germinação), pode restringir a absorção do zinco de forma muito acentuada. Desse modo, mesmo que a dieta seja rica em zinco, poderá resultar em níveis séricos de zinco relativamente baixos.

Quando falamos nos idosos, até por questões que envolvem a capacidade de digestão dessa população e a qualidade da dieta (dietas mais ricas em farinhas que são pobres em zinco e ricas em fitatos), a deficiência em zinco é ainda mais prevalente.

Artigo de revisão publicado em 2019 conclui que o zinco, com seu papel antiviral, deve ser aplicado em duas frentes: primeira, a suplementação em populações deficientes ou em risco de ficarem deficientes (como os idosos) como forma de melhorar a resposta antiviral endógena. Segunda, o tratamento com o zinco especificamente no transcorrer de uma infecção viral. Com esse objetivo, o IFM orientou a suplementação em doses de 30 mg a 60 mg ao longo do dia, na forma quelada para assegurar uma boa absorção. Consumir longe de refeições muito ricas em grãos.

Importante salientar que doses mais altas que essas podem trazer efeitos colaterais potencialmente impeditivos da continuação da suplementação, como náuseas, dor epigástrica e sensação de refluxo.

BETAGLUCANAS

As betaglucanas são polissacarídeos naturais produzidos por fungos, leveduras, bactérias e algumas plantas. Do ponto de vista alimentar, podem ser encontradas na aveia, na cevada, nos cogumelos e nas algas. Essas substâncias vêm sendo estudadas há muitos anos por sua atividade imunoestimulante como adjuvante em tratamentos crônicos – no câncer, por exemplo. Como terapia imunológica, elas vêm sendo estudadas desde 1980, sobretudo no Japão e nos pacientes oncológicos e com infecções por bactérias resistentes.

Funcionam ao se ligarem aos TLR nos intestinos (mais uma vez temos aqui esses receptores importantes para a ativação imunológica inata), principalmente os presentes na superfície dos macrófagos, células dendríticas e neutrófilos. Após a ligação com esses receptores, diferente dos PAMPs (Padrões Moleculares Associados a Patógenos) microbianos, sua grande estrutura molecular não é capaz de entrar na célula que estimulou, mas consegue desencadear a cascata imunológica, com ativação dos fatores necessários para a resposta fisiológica. Desse modo, as betaglucanas exercem função imunomoduladora. Isso quer dizer que um imunomodulador "sintoniza" o sistema imune, deixando esse sistema funcionando da sua melhor funcionalidade: nem muito, nem pouco. Exatamente como queremos nas infecções, principalmente virais.

Os estudos a respeito do efeito das betaglucanas sobre as infecções virais só começaram a aparecer na década de 1980. Alguns mostravam melhora nos níveis de CD4 em pacientes com HIV quando a betaglucana foi associada aos tratamentos antirretrovirais. Outros estudos mostraram melhora da resposta vacinal a vírus quando foi associado o uso de betaglucanas.

Alguns estudos também apontam a betaglucana como de efeitos potencialmente antidisbióticos (diminuição da disbiose

– que, em linhas gerais, é um desequilíbrio da microbiota intestinal que reduz a capacidade de absorção de nutrientes) e melhora dos níveis de citoquinas em resposta à disbiose, diminuindo a possibilidade de permeabilidade intestinal aumentada. Só esse efeito indireto das betaglucanas já poderia responder em grande parte pela melhora da possibilidade de *inflammaging* nos pacientes idosos.

O efeito imunológico mais reconhecido das betaglucanas consiste na potencialização do processo de fagocitose pelos macrófagos, os principais "soldados na batalha" entre nós e as bactérias, vírus e parasitas multicelulares. Após a ligação com os TLR, a betaglucana causa o aumento de várias citoquinas, como IL1, a IL8 e o interferon. Apesar de estimular, por ser um imunomodulador, quando necessário, as betaglucanas podem inibir o excesso de resposta inflamatória. Artigo publicado em 2013 mostrou que elas podem suprimir a resposta inflamatória exacerbada em infecções respiratórias, como acontece com o SARS-CoV-2, embora nenhum artigo específico para esse vírus ainda tenha sido publicado.

Não existem doses estabelecidas de suplementação de betaglucanas na literatura. Isso se deve ao fato de a maioria da pesquisa até hoje ter sido realizada em animais. O que se sabe com mais certeza é que nem sempre mais é melhor. Segundo Vaclav Vetvicka, biólogo tcheco, doutor em Microbiologia pela

Universidade de Kentucky (com quem tive o prazer de conversar pessoalmente em 2015 em um congresso nos Estados Unidos), maior pesquisador do mundo em betaglucanas e autor do livro *Beta glucan: Nature's Secret*, a dose de 100 mg ao dia funciona para a maioria das pessoas, com doses nunca excedendo 500 mg. Nessa dosagem, os efeitos imunomoduladores das betaglucanas começam a aparecer por volta de duas semanas após seu início. O pesquisador sugere, ainda, a associação das betaglucanas com outros nutrientes imunomoduladores de que já falamos aqui, como a vitamina C e o resveratrol.

Segundo o pesquisador, apesar de as betaglucanas estarem em muitos alimentos (como leveduras de fermentos, produzidas pela levedura *Saccharomyces cerevisae*), são de difícil extração pelo sistema digestivo humano, o que tornaria necessário o consumo de quantidades muito altas desses alimentos. Dessa forma, o melhor seria utilizar extratos purificados e fermentados dessa levedura existentes no mercado do que tentar suplementar as betaglucanas apenas na alimentação quando queremos estimular a imunidade.

FITOTERAPIA

Por muitos anos, produtos de origem natural têm sido usados para tratar infecções por microrganismos oportunistas. No caso de infecções causadas por vírus, como a Covid-19, a *influenza* tipo A H1N1 e H3N2 (variações mais recentes deste tipo de gripe), os produtos naturais podem ser mais interessantes que os sintéticos devido ao grande desafio que é sintetizar uma nova droga antiviral. As drogas antivirais, em sua maioria, agem bloqueando a replicação do vírus ao influir na síntese de RNA do microrganismo. Entretanto, existe uma forte tendência a mutações e resistência pelos vírus, o que pode fazer com que essas drogas percam a eficiência ao longo do tempo. Drogas mais modernas e mais eficientes agem em sítios diferentes do metabolismo viral, mas também apresentam mais efeitos tóxicos, causam mais fenômenos de hipersensibilidade e são de alto custo.

Muitos compostos naturais,, particularmente os de menor peso molecular, têm a capacidade de agir em vários mecanismos da replicação viral e são grandes promessas em uso conjunto com drogas sintéticas. Não surpreende que a maioria desses compostos naturais sejam os mesmos compostos *horméticos* que mencionamos quando falamos do poder da dieta mediterrânea na prevenção e melhora do *inflammaging*. Isso comprova que a dieta é realmente a fonte de toda a saúde, não é mesmo?

Vamos falar, em primeiro lugar, sobre uma planta que é rica nesses *horméticos* e é a que tem mais estudos relacionando seu efeito protetor em infecções virais respiratórias, a *Sambucus nigra*.

SAMBUCUS NIGRA (ELDERBERRY)

Sambucus nigra é a espécie mais comum de uma planta que produz um tipo de pequena fruta avermelhada-escura, conhecida por *elderberry*, principalmente na Europa, Ásia e norte da África. Essa fruta tem sido usada ao longo dos séculos por seus efeitos medicinais e foi descrita, inclusive, por Hipócrates, em 400 a.C., como "o remédio do tórax", uma alusão à sua atividade no tratamento de condições respiratórias. Constava dos principais manuais de fitoterapia antigos como o principal fitoterápico a ser usado em infecções até o surgimento dos antibióticos da era moderna.

Essas pequenas frutas são ricas fontes de compostos fenólicos e fitonutrientes, sobretudo a já mencionada quercetina e as antocianinas, grupo fenólico responsável pela cor arroxeada de muitas frutas e flores (*horméticos*). As antocianinas das *elderberries* são bioativas, o que quer dizer que elas podem aumenta o potencial antioxidante corporal após o seu consumo.

Estudo com culturas celulares de 2011 mostrou que o extrato líquido da planta a 20% pode inibir o crescimento de bactérias patogênicas e do vírus *influenza* de forma muito potente, o que seria interessante em quadros pulmonares, muitas vezes com sobreposição de microrganismos devido a alterações imunológicas locais causadas pela própria infecção viral.

Estudo randomizado, duplo-cego e placebo-controlado com 312 viajantes aéreos da Austrália para outros países, publicado pela revista *Nutrients* em 2016, mostrou que a suplementação de extrato líquido de *elderberry* reduziu sintomas e duração de gripe nesses viajantes. Outro estudo, metanálise de 2019, mostrou que as *elderberries* podem ser efetivas para o tratamento e controle de sintomatologia das infecções aéreas superiores e ainda controlam a possibilidade da sobreinfecção bacteriana.

Até o momento, não temos estudos específicos da *Sambucus nigra* para o tratamento da Covid-19, até porque se trata de um "novo coronavírus". Entretanto, as evidências de suas ações contra infecções virais parecem tão fortes que justificaram sua inclusão no guia do The Institute for Functional Medicine com a dose de 500 mg do extrato seco ao dia. Importante ressaltar que nunca se devem usar outras partes da planta além da fruta, pois elas têm potencial tóxico.

ECHINACEA PURPUREA

Planta originada nas Américas, utilizada largamente na América do Norte pelo povo nativo para tratamento de infecções respiratórias. A *Echinacea purpurea*, do gênero *Echinacea*, é a mais usada da família *Asteracae*. Como características, possui flor em forma de cone e de cor característica vermelha. Muitos estudos falam do poder virucida de suas raízes e partes aéreas contra o vírus da *influenza* e, inclusive, contra o coronavírus causador da MERS. Estudo mais recente com um produto europeu padronizado com extrato alcoólico a 95% de partes aéreas da planta associado a *elderberry*, de que falamos no item anterior, mostrou eficácia semelhante a antivirais comerciais na melhora da sintomatologia de infecções respiratórias virais.

O que parece ser mais interessante ainda quando consideramos essa planta é sua atividade anti-inflamatória, capaz de reduzir o estímulo sobre os macrófagos que produzem citoquinas e, portanto, poderia ser útil em diminuir a hiperestimulação que acompanha a SARS. Além disso, a *Equinacea* também apresenta atividade antibacteriana, o que poderia reduzir a incidência de infecções concomitantes entre bactérias e vírus.

Estudo recente, ainda em revisão, com extrato padronizado de *Equinacea* chamado *Echinaforce* e cultura celulares mostrou que a planta tem potencial preventivo para todos os coronavírus, incluindo o SARS-Cov-2.

As doses usuais de *Equinacea* podem chegar a 500 mg 2x ou 3x ao dia, sem relatos de efeitos colaterais conhecidos.

OTIMIZAÇÃO DA DIGESTÃO COMO FORMA DE REDUZIR O *INFLAMMAGING*

Um sinal típico de que sua digestão não está indo bem é a sensação de lentidão do processo digestivo, distensão, azia, sinais de refluxo. Embora essas queixas sejam extremamente frequentes na população geral e lotem os ambulatórios de gastroenterologia de todo o país, não é preciso que você tenha queixas para desconfiar que o sistema digestivo não está funcionando dentro de todo o seu potencial.

A maioria das pessoas, sobretudo aquelas mais estressadas e os idosos, *se acostuma com a digestão funcionando abaixo do seu potencial*. São anos de azia e queimação, flatulência e distensão abdominal confundidos com sinais normais. Um dia, justificam com alguma coisa diferente que comeram. No dia seguinte, acham que estão se sentindo mal porque algo estava estragado. Ou, ainda, por estarem mais estressadas do que o normal. Ou talvez o mais comum: "Peguei uma virose". Arrastam essas condições até que algo realmente incômodo acontece e as leve para o consultório médico. E foram anos que se passaram que poderiam ter sido acessados, orientados, tratados e otimizados.

Quando finalmente procuram um serviço de saúde, costumam passar por um processo de estresse emocional, ansiedade, períodos de privação de sono ou mudança do padrão alimentar anterior, além das alterações fisiológicas próprias do envelhecimento, que culminaram com sintomas mais intensos que se tornaram difíceis de suportar. Aqui, vamos falar como, com estratégias simples, esse calvário poderia ser minimizado ou até evitado. Falaremos de três estratégias: gerais, suplementares (fitoterapia, vitaminas e minerais) e enzimáticas.

ESTRATÉGIAS GERAIS

- *Mindfull eating.* O comer consciente faz parte de um estilo de vida, muito comum nos praticantes naturais da MedDiet. Comer lentamente, mastigar bastante, não se distrair durante o momento da refeição com televisão, celulares ou conversa excessiva. Com a consciência do ato de se alimentar já se inicia o processo de digestão cefálica, responsável pela secreção de 20% das enzimas digestivas. O comer não pode ser apressado ou distraído e, assim, efetivamente se torna um ritual a ser apreciado.

- **Mastigar bem os alimentos e evitar tomar líquidos próximo das refeições.** Isso previne que as enzimas digestivas sejam diluídas e tenham sua ação de emulsificação do alimento reduzida. Quanto maior a área do alimento em contato com a mucosa e com os líquidos digestivos, maior a eficiência da digestão. Isso é um dos princípios da cinética química, que diz que as reações químicas ocorrerão com maior velocidade se a área de contato for maior entre os produtos e os reagentes. Ao mastigar bastante, aumentamos a área de contato e otimizamos a digestão.

- **Comer volumes menores e de forma mais fracionada.** Quanto maior a quantidade de alimento em cada refeição, maior a dificuldade que o sistema digestivo terá de emulsificar todo o alimento com as enzimas digestivas. Reduzir a quantidade é particularmente útil nos pacientes idosos, que já têm diminuição da capacidade de reservatório do tubo digestivo, já algo atrofiado e menos complacente para distensão.

- **Evitar posições específicas após a refeição.** Evitar deitar-se após comer ou posições viciosas com aumento de pressão intra-abdominal (como se abaixar para pegar algo no chão) que provocam o retorno do alimento em direção ao esôfago. Se for preciso deitar-se, priorizar deitar-se sobre o lado esquerdo, que diminui a possibilidade de refluxo gastroesofágico.

- **Perder peso.** Diminuição da gordura abdominal e, portanto, da pressão sobre o estômago é importante para melhorar a pressão dentro de todo o sistema digestivo e facilitar o esvaziamento do conteúdo gástrico. Usar roupas muito apertadas na região do abdome também promove o mesmo efeito negativo, principalmente no momento da refeição.

- **Praticar atividades físicas não exaustivas e que respeitem as restrições de posição após as refeições.** A atividade física estimula o peristaltismo e pode aumentar a secreção de substâncias que melhoram o tônus parassimpático, como as endorfinas, com consequente otimização do processo digestivo. Exercícios muitos intensos provocam o efeito diametralmente oposto e devem ser evitados perto do horário das refeições.

- **Beber água o suficiente ao longo do dia.** Apesar de beber líquidos durante a refeição não ser recomendado, beber água no restante do dia é primordial para uma digestão eficiente. Todas as enzimas digestivas dependem de água para serem produzidas na concentração adequada. Por isso, estados de desidratação reduzem a eficiência da digestão e causam constipação.

- **Evitar o uso de inibidores de secreção ácida.** Como os prazois e os bloqueadores de receptor H_2 (como cloridrato de ranitidina) pelos motivos já explicados do quanto a secreção ácida é importante para a digestão. Usar essas medicações sob estrita indicação médica, pelo menor tempo possível necessário para cicatrização de lesões.

- **Evitar, sempre que possível, o uso de outras medicações.** Como anti-inflamatórios (aumentam a permeabilidade do intestino e podem diminuir a formação das prostaglandinas, importantes fatores de proteção da mucosa intestinal), anticoncepcionais orais, agonistas opiáceos (como o cloridrato de *tramadol*)), estabilizadores de humor (como ácido valproico e quetiapina), que alteram a contratilidade e a peristalse intestinal, contribuindo para a constipação e disbiose.

- **Tratar desequilíbrios hormonais.** Melhorar o funcionamento da tireoide em pacientes com hipotireoidismo é importante para o funcionamento dos intestinos. Uma das manifestações de desequilíbrio tireoidiano é a constipação intestinal sem causa aparente. Menopausa também pode estar acompanhada por alterações no funcionamento do intestino pela redução do estradiol e da progesterona. Alterações de cortisol influenciam na formação das enzimas digestivas e na contratilidade do intestino, e devem ser tratadas como prioritárias em todo tratamento de afecções intestinais. Esses desequilíbrios hormonais também alteram a qualidade do sono, que tem efeito indireto sobre o sistema digestivo.

- **Controle do estresse.** Aumentar a capacidade de o organismo resgatar a calma após situação de estresse, a partir de atividades que melhorem o relaxamento e o autoconhecimento, como *yoga*, meditação, prática de costumes religiosos, controle de variabilidade cardíaca. Falaremos mais sobre como melhorar o bem-estar e contribuir para a digestão e a imunidade na parte final deste livro.

- **Sono.** Higiene do sono, manutenção de rotina, qualidade de sono são importantes para a destoxificação hepática e para a manutenção do tônus parassimpático (a capacidade de o organismo resgatar a calma após situação de estresse). Mais importante do que contar as horas dormidas é ter sono de qualidade. Capítulo à parte é a doença da apneia do sono, que, segundo o Dr. Octavio Marques Pontes Neto, colunista da Rádio USP e professor da Faculdade de Medicina da USP de Ribeirão Preto, é extremamente frequente no Brasil, acometendo 30% da população e quase 1 bilhão de pessoas no mundo. Pessoas que têm dificuldade de dormir com a boca fechada e roncam podem ter alteração da microbiota oral devido à exposição da cavidade oral ao ar, o que causa um aumento de bactérias aeróbias nessa localização, alterando também a microbiota intestinal. Além disso, pacientes com apneia do sono podem ter um aumento do refluxo gastroesofágico ocasionado pela pressão de aspiração aumentada na cavidade oral, que age como um sifão aspirando o conteúdo do estômago em direção à laringe.

ESTRATÉGIAS SUPLEMENTARES

Não é o objetivo deste livro orientar uma dieta específica para o sistema digestivo por vários motivos. Primeiro, porque a dieta deve ser individualizada por um profissional da nutrição que atenda o paciente e entenda todas as particularidades do seu caso clínico. Segundo, porque cada condição clínica pede uma abordagem diferente, baseada nas particularidades de cada doença envolvida, como distúrbios próprios do sistema digestivo e os que envolvem os outros sistemas. Terceiro, porque até no mesmo paciente a dieta tende a mudar com o passar do tempo, devendo ser pensada também conforme o momento atual, as condições nutricionais de início e os objetivos.

O que falo aqui é, de modo geral, o que serve para todos os que lutam para melhorar as condições de seu sistema digestivo e dos outros sistemas. **Para individualizações, não deixe de procurar um profissional da nutrição habilitado. Isso não é gasto, é investimento!**

- **Reduzir açúcar.** Microbiota fermenta preferencialmente açúcar! Se você apresenta um desequilíbrio da microbiota nos intestinos (o que provavelmente ocorre com todo o mundo, em menor ou maior grau), será imperativo reduzir a quantidade de açúcar que você ingere. E isso inclui adoçantes também, de qualquer tipo. Comece reduzindo um pouco por semana até que não precise adoçar mais os alimentos. Aprenda a sentir o sabor do que ingere, apreciar a textura e o açúcar que já existe naturalmente nos alimentos. Será preciso "dessensibilizar" seus receptores. Logo estará acostumado e não sentirá mais falta, ou até se incomodará quando o açúcar for adicionado aos alimentos. Perceberá que tudo fica "doce demais".

- **Reduzir carboidratos simples e o trigo.** Farinhas deverão ser reduzidas também, assim como grãos, dentre eles os principais são o trigo e a soja. E isso não tem a ver com sensibilidades individuais. A microbiota fermenta preferencialmente esse tipo de alimento, e o trigo, principalmente, pode aumentar a expressão da zonulina nas *tight junctions*, aumentando a permeabilidade intestinal mesmo nas pessoas que não são sensíveis. Como vimos quando estudamos o envelhecimento digestivo, a maioria das condições são agravadas por aumento da permeabilidade intestinal e pela inflamação causada a partir daí. Se quiser reduzir esse quadro, será necessário reduzir ao máximo tudo que aumenta a permeabilidade intestinal, e o trigo está entre esses alimentos.

- **Abolir o álcool.** Além de alimentar diretamente algumas bactérias patogênicas, o álcool é inflamatório, contribui para o aumento da permeabilidade intestinal e pode ser deletério para a camada mucosa dos intestinos, mesmo em volumes considerados moderados. O álcool reduz a velocidade de cicatrização do epitélio intestinal a partir de efeito direto, mas também a partir de isquemia induzida por seus metabólitos. Não há volume considerado seguro de álcool para portadores de doenças autoimunes e doenças inflamatórias intestinais.

- **Evitar consumir água clorada.** A água clorada pode ter efeito direto sobre a microbiota simbiótica deixando a microbiota patogênica (mais resistente) menos afetada. O cloro é sabidamente um agente desinfetante e foi importante no controle de várias doenças. Entretanto, seu efeito na microbiota não é o desejável. Não se deve tirar o cloro da água indiscriminadamente, mas é interessante retirar da água que se bebe, uma vez que ela pode reduzir a diversidade microbiana e aumentar a chance de infecção por microbiota oportunista e de doenças inflamatórias intestinais.

- **Evitar o consumo de refrigerantes, café e alimentos contendo maltodextrina.** O café pode ser muito desafiador para quem padece de sintomas intestinais. Isso por alguns motivos. A cafeína presente no café pode relaxar o esfíncter inferior do esôfago e piorar ou precipitar o refluxo. Além disso, o ácido clorogênico presente no café pode causar diarreia em pessoas sensíveis até duas horas após o consumo do café. A cafeína ainda é estimulante do sistema nervoso simpático, podendo causar redução da eficiência da digestão por inibição relativa do sistema nervoso parassimpático. Os refrigerantes, além de alguns conterem cafeína, ainda são ricos em aromatizantes, adoçantes e conservantes que também alteram a composição da microbiota. A maltodextrina, especificamente, altera o processo de fermentação intestinal e pode aumentar a aderência da bactéria *E. coli* na parede intestinal, sendo forte promotora de disbiose.

PREMISSAS DA DIETA MEDITERRÂNEA (MEDDIET) E COMO APLICÁ-LA

Já comentamos que a MedDiet[5] é conhecida como a dieta mais anti-inflamatória de que se tem notícia. Tudo que falamos de forma geral a respeito da dieta no item anterior é contemplado por esse estilo de vida. Sim, porque a MedDiet não é apenas uma dieta, é um estilo de vida. Desse modo, outras características desse estilo de vida também são importantes, como levar a vida de forma mais lenta (*slow movement*), consumir alimentos da estação o mais frescos possível, com menor processamento, cultivados próximos ao local de consumo. Os alimentos são cozidos em baixas temperaturas, de preferência a vapor, em caldos e cozimentos diversos repletos de ervas aromáticas. Evita-se fritar e assar a altas temperaturas que induzem a formação de componentes aromáticos tóxicos (como a acrilamida) e produtos de glicação avançada (conhecidos como AGEs), que induzem o envelhecimento celular precoce.

---

5 Fonte: D. MCMANUS, Katherine. *A practical guide to the Mediterranean diet*. Harvard Health Blog, 7 abr. 2020. Disponível em: <https://www.health.harvard.edu/blog/a-practical-guide-to-themediterranean-diet-2019032116194>. Acesso em: 21 mar. 2019.

O estilo da MedDiet envolve também a socialização durante as refeições, as atividades físicas moderadas ao ar livre, o controle do estresse e a importância do descanso. Além disso, no estilo mediterrâneo a comida é consumida em porções moderadas e está desencorajado o "comer até encher", o que, por si só, é excelente para a digestão, principalmente para os idosos.

Quer começar a consumir uma dieta com esse estilo? Seguem algumas dicas abaixo para você já colocar em prática. Comece com as medidas que imagina que serão mais fáceis para você. **Atenção:** individualização com um profissional da nutrição para quantidades e sensibilidades individuais é importante, principalmente em pacientes sintomáticos ou que tenham algum objetivo específico, como perda de peso ou ganho de massa muscular.

- **Mude o óleo que usa hoje por azeite de oliva.** Comece a usar o azeite para cozinhar e colocar em preparações já prontas. É muito comum em países mediterrâneos o uso do azeite no lugar da manteiga em sanduíches, por exemplo. Os diferentes padrões da dieta chegam a colocar até 80 mL de azeite por dia, por pessoa.

- **Coma castanhas e azeitonas como lanche ao longo do dia.** Um punhado de castanhas diversas com azeitona se torna um lanche nutritivo e com boa quantidade de nutrientes, e traz também saciedade.

- **Consuma grãos apenas integrais e ancestrais, além de massas e pães manufaturados sob fermentação lenta.** As formas rústicas de se prepararem as massas de pizza e os pães integrais de fermentados lentamente fazem a pré-digestão dos açúcares e reduzem a presença de antinutrientes nos grãos, melhorando bastante a digestibilidade. Além disso, há um aumento do consumo de fibras ao consumir os grãos em sua forma mais natural.

- **Comece cada refeição com uma salada.** Escolha folhas verde-escuras associadas a vegetais da estação. Não exagere no volume! Excesso de verduras também pode aumentar a fermentação intestinal. Um prato de sobremesa, para a maioria das pessoas, é suficiente.

- **Adicione um vegetal novo por semana.** E consuma vegetais em todas as refeições, duas a quatro porções ao dia.

- **Coma três porções de sementes e grãos por semana, germinadas.** Lentilhas, feijões, girassol, por exemplo. Existem vários tutoriais na internet ensinando a germinação das sementes. Isso melhora a digestibilidade desses vegetais e aumenta a biodisponibilidade de importantes nutrientes existentes nas sementes, a partir da inativação dos antinutrientes (como o ftalato). *Leia o adendo de como germinar suas sementes no fim deste capítulo.*

- **Coma menos carne vermelha.** A característica da MedDiet é o maior consumo de peixes e frutos do mar, consumo moderado de carne de frango e porco, e menor de carne vermelha, a qual está reservada para, em média, 2 vezes por semana.

- **Corte todas as bebidas alcoólicas, com exceção do vinho, de forma moderada.** Na MedDiet é permitida uma taça de vinho por dia para mulheres (meia taça por refeição) e duas taças ao dia para os homens (uma taça por refeição). **Atenção:** não está prevista a ingestão de vinhos licorosos na dieta.

- **Corte refrigerantes e restrinja sucos, mesmo os naturais. Prefira, sempre, água de qualidade.** Principalmente água não clorada, mineral e, no caso de pacientes com refluxo, de pH alcalino, fora do horário das refeições.

ADENDO

Germinando os grãos e as sementes

Devido a mudanças na forma de cultivo e na comercialização dos grãos e das sementes, atualmente eles são comercializados na forma seca, antes das chuvas. Isso diminui a chance de eles estragarem onde serão armazenados e transportados, mas também impede que eles "despertem". Germinar os grãos e as sementes em casa traz muitas vantagens na digestibilidade desses alimentos, melhorando seu aproveitamento nutricional e reduzindo a fermentação e a sensibilização intestinal a eles. Existem muitas formas de "despertar" os grãos, mas vamos discorrer aqui sobre a maneira mais comum e tradicional.

Mas, antes, **por que germinar**?

- Germinar ativa as enzimas das sementes, que estão inibidas quando elas estão dormentes. Isso ajuda na sua digestão.

- Antinutrientes são neutralizados, como ácido fítico. Essas substâncias fazem parte da defesa da semente e serão neutralizadas quando a semente "perceber" que vai se tornar um broto, para que possa crescer. Isso melhora a digestão e a biodisponibilidade de nutrientes.

- Os antigos diziam que consumir a semente germinada faz com que o corpo perceba que está consumindo a planta, e não o grão. E que há um aumento na densidade de vitaminas presentes na planta.

- Germinar reduz o teor de carboidratos do grão, que é consumido no processo de formação do broto.

Germinar no pote

- Escolha um pote de vidro com boca larga. Lave-o bem e enxague bem para tirar qualquer resíduo de sabão. Faça uma tampa com algum material poroso, como uma rede ou um tecido (como aqueles de que se faziam fraldas antigamente).

- Lave bem as sementes, após escolha meticulosa, removendo pedrinhas, areia e pedaços de madeira que podem ter vindo junto com elas. Drene toda a água.

- Coloque as sementes no pote e encha-o com água de boa qualidade (de preferência sem cloro) até atingir três quartos do pote. Tampe com o tecido e prenda-o bem com um elástico. A maioria dos grãos e das sementes dobra de tamanho em mais ou menos oito horas de molho. A temperatura ambiente interfere nessa velocidade. Quanto mais quente, mais rápido elas dobram de tamanho. Quanto menores, mais rápido também.

- Depois disso, drene a água. Vire o pote ao contrário e deixe as sementes descansarem no tecido. Deixe em ambiente bem ventilado por algumas horas ou até o dia seguinte.

- Enxague as sementes ou os grãos gentilmente (para não cortar o broto que poderá já estar nascendo) e torne a drenar. Repita esse procedimento por 2 a 3 dias, 3x ao dia.

- Enxague uma última vez e cheque se alguma semente ou grão não brotou. Despreze as sementes não brotadas.

Suas sementes estão prontas para serem consumidas. Podem ser adicionadas a saladas ou refogadas. Se quiser guardar para consumir depois, certifique-se de que elas estejam bem drenadas e secas. Coloque num pote escuro, na geladeira e bem fechado. Consuma em poucos dias.[6]

---

6 Fonte: *How to sprout seeds in a jar.* Cultures For Health, 7 abr. 2020. Disponível em: <https://www.culturesforhealth.com/learn/sprouting/how-to-sprout-seeds-jar/>. Acesso em: 1 jul. 2020.

ESTRATÉGIAS AMBIENTAIS E COMPORTAMENTAIS (EXERCÍCIOS FÍSICOS E EXPOSSOMA) PARA FORTALECER A IMUNIDADE

BEM-ESTAR

Vimos neste livro que o estresse crônico afeta a imunidade. Até a imprensa leiga já difunde os efeitos negativos de uma vida superocupada, sedentária e carregada de preocupações com a saúde como um todo. Em contrapartida, existiria uma maneira de viver que nos protegesse dessas condições e melhorasse a resposta imunológica?

O que pode parecer apenas uma daquelas recomendações que ouvimos de parentes, amigos e revistas de autoajuda – "Você precisa desacelerar ou vai acabar doente"– tem seu fundo de verdade à luz do rigor científico. O mais difícil, do ponto de vista técnico, é definir o que é *bem-estar*.

Os efeitos do bem-estar emocional nas funções imunológicas não foram extensivamente explorados. Isso não é difícil de entender: não há uma forma definida de quantificar o bem-estar. Além disso, os pesquisadores costumam focar em questões negativas para procurar saídas (e até nós fizemos isso até aqui, mas estou prestes a me redimir nas próximas páginas), enquanto bem-estar é justamente o contrário: a ausência de problemas.

Outro ponto importante para se manter em mente é o conceito de *boa resposta imunológica*. Depois do que foi lido até este ponto, já se sabe que nem sempre uma resposta inflamatória forte é o que se espera, nem o ideal. Quanto mais forte essa reposta, maior será a possibilidade de danos colaterais, como a temida *tempestade de citoquinas*. Desse modo, a melhor resposta imunológica será a mais efetiva e econômica, isto é, sem a necessidade de mobilização muito intensa do nosso exército imune. Aquela que é eficiente com o menor número de baixas possível. Citando mais uma vez *A Arte da Guerra*, de Sun Tzu: *"Da arte de vencer sem desembainhar a espada".*

Já definimos o estresse como um evento ou uma situação que o corpo interpreta como um risco à sua integridade física, mobilizando nosso exército imune e desequilibrando nossa resposta inflamatória. Do mesmo modo, mas opostamente, **o bem-estar seria um "sinal de paz", que reordena a resposta imunológica na dependência do** *status* **nutricional, de segurança emocional e física, e até social e financeira.**

Cole *et al.*, em 2007, estudaram a modulação epigenética da resposta inflamatória na dependência de estados mentais. Isso quer dizer: como o estado mental pode mexer no processo de expressão de genes e, por conseguinte, na inflamação. Os autores descreveram, por exemplo, que indivíduos solitários apresentam uma forte ativação epigenética de vias antibacterianas e pró-inflamatórias, ao passo que indivíduos com vida social ativa apresentam melhores respostas antivirais. Em 2015, excelente estudo experimental publicado pelo mesmo grupo da Universidade da Califórnia mostrou que a resposta inflamatória induzida por endotoxemia (basicamente, os pesquisadores separam substâncias das paredes microbianas e injetam no nosso corpo, "simulando" uma infecção) era mais intensa em indivíduos que reportavam sintomas de desconexão social.

Quando falamos em capítulos anteriores sobre o estresse e a resposta inflamatória, esclarecemos que uma forma de equilibrar isso e, portanto, potencialmente eficiente para aumentar o bem-estar é ativar o nervo vago. Práticas como *yoga*, meditação, *tai chi* e treinos para manutenção da variabilidade cardíaca podem melhorar o tônus vagal e serem maravilhosas para o controle da resposta inflamatória a partir da prática reiterada dessas modalidades. Curiosamente, algumas outras atividades já foram documentadas como tendo a habilidade de aumentar a produção de anticorpos do tipo IgA (que estão presentes nas secreções corporais, como saliva e sêmen), como ouvir música e brincar com o seu *pet*, a prática de dar boas risadas e até de espiritualidade com fortes sentimentos de fé, o que mostra mais uma vez que o poder do bem-estar em melhorar a imunidade está a apenas alguns passos de você.

Talvez um dos sentimentos mais significativos na vida de uma pessoa, positiva ou negativamente, é o sentimento do amor. A qualidade da relação amorosa pode ter enormes efeitos na saúde. Já é sabido, por exemplo, que casais casados (e felizes) adoecem menos e têm melhor prognóstico após a descoberta de alguma doença que as pessoas solitárias. Entretanto, um estudo de 1988, por Glaser, Cacioppo e Malarkey, mostrou que relações maritais de qualidade ruim causam diminuição da atividade imunológica e podem predispor a doenças inflamatórias desordenadas.

Uma pesquisa de 2004 foi além: estudou os efeitos da satisfação sexual na dosagem de IgA salivar (anticorpo que se encontra em todas as áreas de fronteira corporal, como na boca, nos intestinos e pulmões) em 112 voluntários. Encontrou níveis de IgA aproximadamente 30% maiores nos que praticavam sexo com orgasmo de 1x a 2x por semana, o que interpretaram como efeito da liberação de opioides endógenos após a relação sexual satisfatória. Esses níveis otimizados de IgA formam a primeira linha de defesa do nosso sistema imune inato, potencialmente inibindo a entrada de patógenos pelos locais mais vulneráveis, como cavidade oral e árvore respiratória.

Outros fatores também são muito importantes para o bem-estar e vão influenciar na resposta imunológica:

Sono

A qualidade de sono, mais do que as horas dormidas, tem sido diretamente relacionada à qualidade da resposta inflamatória, assim como processos inflamatórios podem alterar a qualidade do sono.

Nas sociedades industrializadas, onde o dia e a noite e o relógio circadiano endógeno não estão mais sincronizados (caso da nossa sociedade moderna, sobretudo deste século XXI), os efeitos negativos do desalinhamento circadiano crônico aparecem, como redução dos níveis de cortisol e aumento das citoquinas séricas inflamatórias e anti-inflamatórias. Em ratos, a perturbação circadiana alterando as fases do dia levou a alterações complexas da resposta imune à endotoxemia experimental. Observações como essas nos mostram que os efeitos negativos do trabalho noturno e outras perturbações do comportamento normal do sono sobre a saúde e o humor podem estar relacionados, pelo menos em parte, à desregulação imune causada por eles.

A Instituição Royal Philips, com sede na Holanda, publica todos os anos um relatório a respeito da qualidade de sono da população mundial. O último relatório, publicado em março de 2020, entrevistou mil brasileiros. Apenas 60% dos brasileiros disseram que têm sono de qualidade, a maioria acorda mais de uma vez durante a noite e usa de artifícios diferentes para tentar dormir melhor, como assistir a televisão e ler um livro.

Revisão sistemática de 72 artigos publicada em 2016 pelo Centro de Psiconeuroimunologia da Universidade da Califórnia relacionando sono, privação de sono e inflamação sistêmica encontrou forte relação entre distúrbios do sono (privação de sono, insônia, sono interrompido e apneia do sono) com marcadores inflamatórios, principalmente Proteína C reativa, citoquinas (como a interleucina-6) e TNF alfa, comprovando que a inflamação corporal pode ser ocasionada ou piorada por esses distúrbios. Dado intrigante foi encontrado: pessoas que não relatavam distúrbio do sono (acordavam bem-dispostas no dia seguinte), mas tinham duração de sono diferente do que temos como comum na população geral (em torno de oito horas por noite), também sofriam de distúrbios inflamatórios aumentados. E o mais curioso: pessoas que são chamadas "*over-sleepers*" ("dormidores exagerados", que precisam de mais de dez horas de sono por dia) tinham uma elevação dos marcadores inflamatórios sanguíneos maior que os que dormiam menos (abaixo de seis horas por noite). Isso mostra o que sempre falamos: nem sempre mais é melhor. O caminho da saúde e do equilíbrio está no meio.

Os mecanismos pelos quais a qualidade do sono pode alterar o estado inflamatório corporal não estão completamente elucidados. Entretanto, temos algumas pistas:

1. O sono influencia na secreção dos hormônios envolvidos na resposta ao estresse, principalmente o cortisol. Sono de má qualidade e entrecortado, diminui a capacidade de síntese de cortisol para o dia seguinte, sabidamente um hormônio anti-inflamatório.

2. Quando o corpo não descansa o suficiente para as demandas do dia seguinte, como o cortisol fica abaixo do que deveria, ele deve lançar mão do sistema nervoso simpático para mantê-lo acordado, desequilibrando a "a resposta anti-inflamatória colinérgica", favorecendo a inflamação.

3. Melatonina é um hormônio anti-inflamatório que, além de ser um potente regulador do nosso relógio biológico, favorecendo o início do sono. Pessoas que não dormem bem, principalmente os idosos, como vimos quando discutimos melatonina, podem ter, portanto, tanto dificuldade para iniciar o sono, quanto um aumento da resposta inflamatória corporal, ambos causados pela diminuição da secreção desse precioso hormônio.

Melhorar a qualidade de sono da sociedade atual é de extrema importância para diminuir a possibilidade da inflamação desequilibrada e, na maioria das vezes, não depende do uso de substâncias controladas. O uso de psicotrópicos com o objetivo de melhora do sono cresce a cada ano assim como os alertas de seus efeitos em uso crônico, como alterações de memória, dependência e aumento da possibilidade de demência. E sabem por quê? Porque a maioria das pessoas não faz o básico! Mas vocês já vão aprender e vão deixar reservado o uso de medicações para o sono somente após a aplicação dessas medidas, combinado?

Segundo a Associação Brasileira do Sono, os dez mandamentos do sono são:

1. Procure se deitar e se levantar em horários regulares todas as noites;

2. Vá para a cama somente quando estiver sonolento, com sono;

3. Não use a cama para leitura, ver televisão ou alimentar-se, prefira a sala ou outro ambiente. A cama deve estar relacionada como o ato de dormir;

4. Evite ficar na cama sem dormir. Se necessário, levante e faça uma atividade calma até ficar sonolento novamente. Ficar na cama rolando de um lado para outro gera estresse e piora a insônia;

5. Estabeleça um ritual de relaxamento antes de se deitar; um banho quente, diminuir a luminosidade do quarto enquanto se prepara para deitar;

6. Evite uso de álcool e de cafeína pelo menos 6 horas antes do seu horário de dormir;

7. Não se alimente próximo ao horário de dormir;

8. Evite cochilos durante o dia; eles atrapalham seu sono à noite;

9. Procure se ocupar durante o dia, evitando o ócio;

10. Faça atividades físicas regularmente, porém evite exercícios fortes no fim do dia, prefira os períodos da manhã ou almoço. No fim do dia, os exercícios precisam ser mais leves, como alongamento ou caminhadas, e pelo menos 4 horas antes de dormir;

Disponível em: <https://www.absono.com.br/abros/insonia.html>
Acesso em: 21 de set. de 2020.

Mas o que não está nessas recomendações e não podemos deixar de observar é: o uso de celular perto do horário de dormir. Segundo o relatório da Royal Philips deste ano, 74% das pessoas admitem usar o telefone quando estão na cama para dormir, e três quartos admitem que usam o aparelho logo antes de dormir ou ao acordar. Além disso, 42% dos entrevistados usavam o celular como despertador e 11% admitiam que acordavam durante a noite para responder e enviar mensagens por aplicativo.

Estudo transversal publicado por grupo brasileiro no *Jornal de Pediatria* em 2017 concluiu que o uso de celular por adolescentes após as 21 horas estava relacionado à pior qualidade do sono, despertar tardio e maior latência para o sono. Se o celular faz isso com os adolescentes que têm, fisiologicamente, níveis de melatonina mais estáveis, imagine o que pode fazer com os mais velhos? E como o celular altera a fisiologia do sono?

A luz emitida pelo celular e outros aparelhos eletrônicos (como iPads, livros eletrônicos e notebooks) causa um estímulo de alerta na retina. Além disso, provoca um atraso no relógio biológico, ao suprimir a secreção de melatonina fisiológica enquanto se mantém a exposição dos olhos à luz. Estudo randomizado de um grupo de Harvard de janeiro de 2015 mostrou, ainda, que a exposição a esses aparelhos eletrônicos reduz o tempo do sono do tipo REM, muito importante para a fixação da memória e elaboração de experiências vividas.

Além dos dez mandamentos descritos acima, a correção de algumas deficiências nutricionais também pode ajudar a melhorar a qualidade do sono. Os nutrientes cuja deficiência está mais comumente envolvida com a perda da qualidade do sono são magnésio, e os aminoácidos triptofano, taurina e niacina. A suplementação de melatonina pode ajudar em alguns casos e as doses, que devem ser individualizadas, podem ir de 500 microgramas a 5 miligramas, em média, 1 hora e meia antes do horário pretendido para dormir. Atenção: a máxima de que nem sempre mais é melhor também se aplica aqui. Níveis excessivos de melatonina podem ter efeito contrário, ao ser desviada para a rota de outro neurotransmissor, a serotonina.

Exercícios físicos

Um importante fator para o balanço energético é a prática de exercícios. Enquanto exercícios extenuantes podem ser até prejudiciais, exercícios moderados podem ajudar, e muito, o sistema imunológico. Após o exercício, há uma liberação de citoquinas, assim como durante uma infecção. Entretanto, o perfil de citoquinas liberadas durante a atividade física é totalmente diferente do daquelas liberadas por estímulo de um patógeno (um PUMP). De modo geral, o exercício (entenda: contração muscular) promove a liberação de citoquinas anti-inflamatórias, com uma redução sistêmica do TNF alfa, a partir da liberação de adrenalina e IL-6 muscular, além do próprio cortisol.

Exercício regular inibe a ativação do NFkappaB induzido pelo tecido adiposo e diminui a expressão dos TLR4 desse mesmo tecido. Interessante que estudos experimentais com o objetivo de induzir a inflamação a partir da injeção de LPS bacterianos (PUMPs) associada a exercícios mostrou que a inflamação aumenta com a injeção, mas apenas no músculo exigido, ao mesmo tempo que reduz a inflamação no resto do corpo.

Os benefícios do exercício não param aí. Além de o exercício regular diminuir a possibilidade de obesidade e controlar a inflamação corporal, como vimos, ele ainda tem efeito modulador de humor. Metanálise de 2016 mostrou que o exercício aeróbico moderado pode ser uma excelente estratégia terapêutica em pacientes com síndromes depressivas, o que pode, indiretamente, melhorar a imunidade, como vimos.

Expossoma

Uma das bases da biologia é a de que o fenótipo (como parecemos ser externamente) resulta da combinação entre nossa informação genética (os genes) e o meio ambiente. O expossoma é definido como a totalidade de exposições a que os indivíduos se submetem ao longo da vida, desde seu nascimento, e como essas exposições afetam sua saúde. Essas exposições modulariam, epigeneticamente, a expressão do genoma individual, resultando em nosso fenótipo.

Existem três escalas de expossoma identificadas: a *escala interna*, a *escala externa específica* e a *escala externa coletiva*. A **escala interna** se refere à produção de substâncias no metabolismo pessoal, regulada principalmente pelo código genético individual, o que chamamos de metabolômica. A **escala externa específica** se refere às exposições ocupacionais e a fatores de estilo de vida pessoais. A **escala externa coletiva**, por sua vez, se refere ao ambiente ao qual o indivíduo está exposto. Para que essas escalas exerçam um efeito em nossa saúde, elas devem alterar nossa biologia. Como Rappaport e Smith descreveram em 2010, *"os efeitos tóxicos são mediados a partir de substâncias químicas que alteram moléculas críticas, células, processos fisiológicos corporais [...] sob essa visão, exposições não estão restritas a substâncias tóxicas que entram no corpo pelo ar, água ou alimento, por exemplo, mas também incluem substâncias químicas produzidas pela inflamação, estresse oxidativo, peroxidação lipídica, infecções, microbiota intestinal e outros processos naturais"*. Ou seja, **tudo importa, o** *expossoma interno* **e o** *externo*.

Por questões práticas, como este é um livro direcionado ao coletivo, vamos nos ater à escala externa coletiva, uma vez que, na escala individual, a abordagem deve ser, da mesma forma, individual. A exposição a substâncias intoxicantes, como metais pesados, pesticidas e disruptores endócrinos, ocorre constantemente na vida moderna. Os fatores de exposição social, coletiva, que poderiam afetar nossa saúde e imunidade são múltiplos e fazem parte de nosso dia a dia, mesmo que não intencionalmente:

- Poluição do ar
- Contaminação na água
- Contaminantes alimentares
- Cosméticos
- Medicamentos

Em relação ao ar, embora possamos estabelecer algumas metas, como morar em locais mais afastados das grandes cidades e de indústrias, e usar menos o carro com o objetivo de poluir e nos expor menos, encontramos muitas dificuldades na vida moderna para tal. As outras formas de exposição são mais práticas no cotidiano, e, mesmo não tendo controle sobre tudo, podemos começar a reduzir nosso expossoma ao escolher o que bebemos e o que comemos, por exemplo, com mais consciência desse conceito.

Os produtos químicos encontrados naquilo que consumimos diariamente podem ter um efeito direto sobre nossa biologia, que não é só modulado por nossa genética, mas também pela interação dessas substâncias com outro genoma: o microbioma. Grande parte da interface entre o meio ambiente e nossos genes ao longo do tempo ocorre no sistema digestivo. As atividades dos nichos microbianos também passam pelo processamento desses elementos químicos e pela sua transformação em outras substâncias, algumas também com atividade intoxicante. Além disso, muitos dos efeitos desses contaminantes ambientais são decorrentes dos efeitos diretos dessas substâncias sobre o ecossistema intestinal, alterando a composição da microbiota de forma reiterada ao longo da vida.

Infelizmente, produtos químicos aos quais nos expomos (e expomos a microbiota) podem provocar efeitos ainda ignorados, uma vez que muitos deles são muito recentes no meio e porque ainda não os reconhecemos pela forma insidiosa com que se manifestam. Será que podem exercer efeito cumulativo? Será que depende do tempo? Quantidade? Perguntas que ainda carecem de respostas para a maioria das substâncias às quais estamos expostos.

O expossoma assume uma importância ainda maior quando pensamos em janelas de vulnerabilidade, como a primeira infância, a gravidez e a velhice. Nesses momentos específicos de nossa vida, existem fragilidades importantes nos mecanismos de eliminação dessas substâncias, assim como uma elasticidade maior do nosso genoma, promovendo a possibilidade de expressão ou supressão de genes motivadas por tais exposições. Tudo depende de um outro sistema, tão importante quanto, que quebra e elimina esses elementos químicos de nosso corpo, e realiza o processo de destoxificação.

O expossoma no curso da vida e no dia a dia

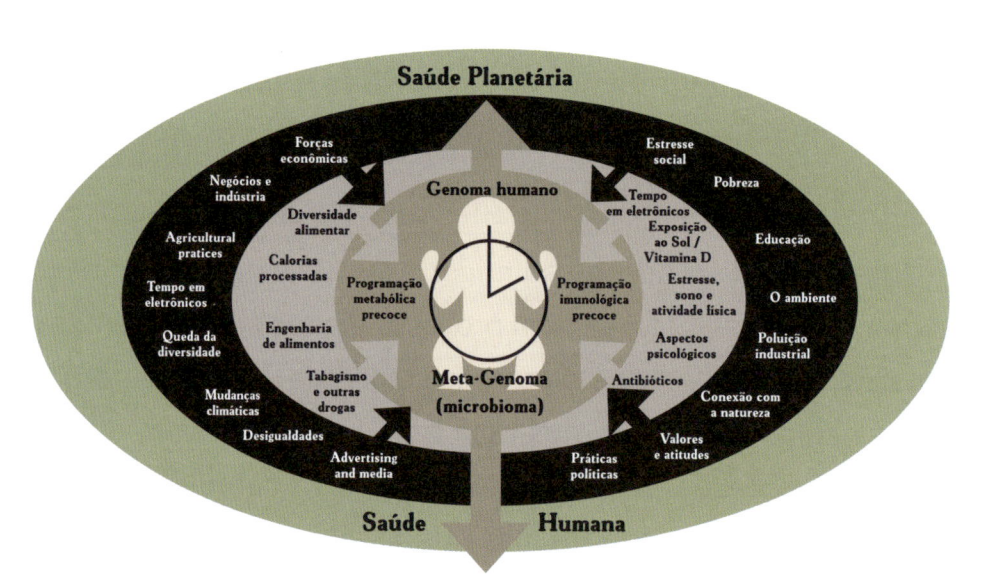

**Predisposição para inflamação, desregulação metabólica e imunológica
Efeito em todos os sistemas de órgãos ao longo da vida.**

A destoxificação é um processo dinâmico, de vital importância, e acontece continuamente pela ação dos rins, do fígado e do binômio intestinos-microbiota. Pense que esse sistema funciona como uma usina de processamento, quebrando e transformando substâncias tóxicas do nosso expossoma em substâncias menos tóxicas, eliminando-as. Esse sistema de detox funciona com centenas de reações bioquímicas que dependem de nutrientes (seus catalisadores) e de comandos gênicos, que, por sua vez, dependem das variâncias genéticas individuais. Um corpo sobrecarregado de substâncias tóxicas requer grandes quantidades de nutrientes para as reações químicas necessárias na biotransformação dessas substâncias, o que potencialmente diminui a disponibilidade desses nutrientes para uma resposta imune adequada a infecções virais, por exemplo.

A microbiota, apesar de exercer atividade detox pela expressão de várias enzimas em seu metabolismo basal, pode ser grande fonte de produção de endotoxinas, que também precisarão passar pelo sistema hepático (a partir de sua absorção pelo epitélio intestinal e da condução desses metabólitos através da linfa que chega, a partir do ducto torácico, ao fígado). Pacientes disbióticos e em momentos críticos (como quando usam antibióticos que afetam a microbiota) podem ter a sensação de estar "intoxicados" por esse motivo.

E quais são as possíveis manifestações de que o expossoma está sobrecarregado do sistema detox endógeno? Os sinais são bem vagos e variáveis, e podem passar despercebidos por bastante tempo. São eles:

- Fadiga persistente com sono fragmentado
- Alterações de humor, especialmente depressão, ansiedade e medo
- Dores musculares e articulares
- Obstrução nasal, olheiras
- Cefaleia
- Distensão abdominal e flatulência
- Urina de tons escurecidos e cheiro acentuado
- Infecções recorrentes
- Infertilidade e baixa libido
- Envelhecimento prematuro

Com o envelhecimento da população e a crescente exposição a agentes químicos ao longo da vida, expandindo o expossoma a níveis nunca antes vividos, o sistema de destoxificação tem agido no seu limite para a maioria daqueles que vivem uma vida moderna de trabalho, cidade e trânsito. Além disso, a baixa qualidade alimentar, que não permite o fornecimento adequado de nutrientes para que as reações químicas de destoxificação aconteçam no seu maior potencial, soma-se a esse quadro, levando a um grau de intoxicação subclínica que pode, ao longo da vida, diminuir a qualidade da sobrevivência a níveis realmente alarmantes.

Por causa desse cenário, nos últimos anos, muitos programas de "detox" vêm surgindo com a promessa de potencializar esse sistema de limpeza corporal, enquanto, na verdade, as saídas mais simples e naturais são as que dão maior suporte à integridade dessas reações. Se você quiser incorporar algum programa de detox esporádico em seu dia a dia (eu, pessoalmente, faço por uma semana a cada dois ou três meses), **baseie-se nessas cinco premissas básicas:**

- Atividade física diária, de preferência em ambientes abertos, arejados, na natureza

- Sudorese regular, a partir da atividade física ou da prática de sauna, de preferência seca

- Nutrição rica em vegetais e frutas (lembram-se dos *horméticos*?), de preferência orgânicos, e água abundante, mineral

- Autorreflexão, acompanhada de práticas contemplativas, como meditação e técnicas de relaxamento focadas na respiração

- Hidratação com água de qualidade, abundante.

Atitudes simples, que, em conjunto com as várias recomendações mostradas neste livro, poderão ajudá-lo a ter uma vida longa de qualidade.

Porque o mais importante não é apenas viver mais. Mas viver mais e melhor.

Agradecimentos

Agradeço aos meus professores, pelo empenho e paciência em me ensinar. Agradeço à minha avó Mércia, pelo estímulo apaixonante à leitura. Agradeço aos meus pacientes, pela oportunidade de aprender com suas histórias todos os dias. Agradeço aos amigos que consegui nas redes sociais, que me questionam todos os dias e, assim, impulsionam minha vontade de estudar.

E agradeço a Deus a oportunidade de ter saúde e poder aprender e ensinar.

"[...] os pacientes especiais querem aprender e virar 'médicos' de seus próprios casos, exigindo sobretudo que nos tornemos seus professores" (Bernie Siegel, *Amor, Medicina e Milagres*).

Referências

1. Aguilar-López BA, Moreno-Altamirano MMB, Dockrell HM, Duchen MR, Sánchez-García FJ. Mitochondria: An Integrative Hub Coordinating Circadian Rhythms, Metabolism, the Microbiome, and Immunity. Front Cell Dev Biol. 2020;8:51. Published 2020 Feb 7. doi:10.3389/fcell.2020.00051. Disponível em https://www.frontiersin.org/articles/10.3389/fcell.2020.00051/full Acessado em 4 de abril de 2020.

2. Allison L. Totura, Alan Whitmore, Sudhakar Agnihothram, Alexandra Schäfer, Michael G. Katze, Mark T. Heise, Ralph S. Baric. Toll-Like Receptor 3 Signaling via TRIF Contributes to a Protective Innate Immune Response to Severe Acute Respiratory Syndrome Coronavirus Infection. mBio May 2015, 6 (3) e00638-15; DOI: 10.1128/mBio.00638-15. Disponível em https://mbio.asm.org/content/6/3/e00638-15 Acessado em 29 de março de 2020.

3. Alschuler L, Weil A, Horwitz R, et al. Integrative considerations during the COVID-19 pandemic [published online ahead of print, 2020 Mar 26]. Explore (NY). 2020;S1550-8307(20)30113-0. doi:10.1016/j.explore.2020.03.007. Disponível em https://www.sciencedirect.com/science/article/pii/S1550830720301130?via%3Dihub Acessado em 24 de abril de 2020.

4. Anderson, G, Reiter, RJ. Melatonin: Roles in influenza, Covid-19, and other viral infections. Rev Med Virol. 2020; 30:e2109. https://doi.org/10.1002/rmv.2109. Disponível em https://onlinelibrary.wiley.com/doi/10.1002/rmv.2109 Acessado em 27 de abril de 2020.

5. Aronson JK, Ferner RE. Drugs and the renin-angiotensin system in covid-19. BMJ. 2020;369:m1313. Published 2020 Apr 2. doi:10.1136/bmj.m1313. Disponível em https://www.bmj.com/content/369/bmj.m1313.long Acessado em 21 de abril de 2020.

6. Barcik W, Boutin RCT, Sokolowska M, Finlay BB. The Role of Lung and Gut Microbiota in the Pathology of Asthma. Immunity. 2020;52(2):241-255. doi:10.1016/j.immuni.2020.01.007. Disponível em https://www.cell.com/immunity/fulltext/S1074-7613(20)30034-0?_returnURL=https%3A%2F%2Flinkinghub.elsevier.com%2Fretrieve%2Fpii%2FS1074761320300340%3Fshowall%3Dtrue Acessado em 30 de março de 2020.

7. Barrett, Kim E. **Fisiologia gastrintestinal [recurso eletrônico]** / Kim E. Barrett ; [tradução: Patricia Lydie Josephine Voeux ; revisão técnica: Elza Daniel de Mello]. – 2. ed. – Porto Alegre: AMGH, 2015.

8. BAUER, Moisés Evandro; DE LA FUENTE, Mónica. Oxidative Stress, Inflammaging, and Immunosenescence. **In:** INFLAMMATION, Advancing Age and Nutrition: Research and Clinical Interventions. [S. l.]: Academic Press, 2014. cap. Chapter 4, p. 39-47. ISBN 9780123978035.
9. Belkaid Y, Hand TW. Role of the microbiota in immunity and inflammation. Cell. 2014;157(1):121-141. doi:10.1016/j.cell.2014.03.011. Disponível em https://www.cell.com/cell/fulltext/S0092-8674(14)00345-6?_returnURL=https%3A%2F%2Flinkinghub.elsevier.com%2Fretrieve%2Fpii%2FS0092867414003456%3Fshowall%3Dtrue Acessado em 18 de junho de 2020.
10. Black DS, Slavich GM. Mindfulness meditation and the immune system: a systematic review of randomized controlled trials. Ann N Y Acad Sci. 2016;1373(1):13-24. doi:10.1111/nyas.12998. Disponível em https://nyaspubs.onlinelibrary.wiley.com/doi/abs/10.1111/nyas.12998 Acessado em 7 de abril de 2020.
11. Bland JS. Fasting Physiology and Therapeutic Diets: A Look Back to the Future. Integr Med (Encinitas). 2019;18(1):16-21. Disponível em https://www.ncbi.nlm.nih.gov/pmc/articles/PMC6601432/ Acessado em 27 de maio de 2020.
12. Bonaccio M, Di Castelnuovo A, Costanzo S, et al. Mediterranean diet and mortality in the elderly: a prospective cohort study and a meta-analysis. Br J Nutr. 2018;120(8):841-854. doi:10.1017/S0007114518002179. Disponível em https://www.cambridge.org/core/journals/british-journal-of-nutrition/article/mediterranean-diet-and-mortality-in-the-elderly-a-prospective-cohort-study-and-a-metaanalysis/F2D6B083AA187849477112DB77820521 Acessado em 10 de maio de 2020.
13. Cai H. **Sex difference and smoking predisposition in patients with COVID-19** [published correction appears in Lancet Respir Med. 2020 Apr;8(4):e26]. Lancet Respir Med. 2020;8(4):e20. doi:10.1016/S2213-2600(20)30117-X. Disponível em https://www.thelancet.com/pdfs/journals/lanres/PIIS2213-2600(20)30117-X.pdf Acessado em 7 de abril de 2020.
14. Cani PD, Amar J, Iglesias MA, et al. Metabolic endotoxemia initiates obesity and insulin resistance. Diabetes. 2007;56(7):1761-1772. doi:10.2337/db06-1491. Disponível em https://diabetes.diabetesjournals.org/content/56/7/1761.long Acessado em 31 de maio de 2020.
15. Chan, G.C., Chan, W.K. & Sze, D.M. The effects of β-glucan on human immune and cancer cells. J Hematol Oncol 2, 25 (2009). https://doi.org/10.1186/1756-8722-2-25. Disponível em https://jhoonline.biomedcentral.com/articles/10.1186/1756-8722-2-25 Acessado em 6 de maio de 2020.

16. Cheng H, Wang Y, Wang GQ. Organ-protective effect of angiotensin-converting enzyme 2 and its effect on the prognosis of COVID-19. J Med Virol. 2020;92(7):726-730. doi:10.1002/jmv.25785. Disponível em https://onlinelibrary.wiley.com/doi/pdf/10.1002/jmv.25785 Acessado em 9 de abril de 2020.

17. Choi IY, Lee C, Longo VD. Nutrition and fasting mimicking diets in the prevention and treatment of autoimmune diseases and immunosenescence. Mol Cell Endocrinol. 2017;455:4-12. doi:10.1016/j.mce.2017.01.042. Disponível em https://www.sciencedirect.com/science/article/abs/pii/S0303720717300552?via%3Dihub Acessado em 27 de maio de 2020.

18. Cole SW, Hawkley LC, Arevalo JM, Sung CY, Rose RM, Cacioppo JT. Social regulation of gene expression in human leukocytes. Genome Biol. 2007;8(9):R189. doi:10.1186/gb-2007-8-9-r189. Disponível em https://genomebiology.biomedcentral.com/articles/10.1186/gb-2007-8-9-r189 Acessado em 11 de maio de 2020.

19. DA POIA, Andrea T.; CASTANHO, Miguel A. R. B. (ed.). **Integrative Human Biochemistry**: A Textbook for Medical Biochemistry. Viena: Springer, 2015. 433 p. ISBN 978-1-4939-3058-6. *E-book*.

20. Day, Michael. **Covid-19: four fifths of cases are asymptomatic, China figures indicate.** BMJ 2020; 369 doi: https://doi.org/10.1136/bmj.m1375 (Published 02 April 2020). Disponível em <https://www.bmj.com/content/369/bmj.m1375> Acessado em 3 de abril de 2020.

21. DE Leon A. **The aging digestive tract: what should anesthesiologists know about it?. Minerva Anestesiol**. 2016;82(12):1336-1342. Disponível em <https://pubmed.ncbi.nlm.nih.gov/27629992/> Acessado em 4 de abril de 2020.

22. Driggin E, Madhavan MV, Bikdeli B, et al. **Cardiovascular Considerations for Patients, Health Care Workers, and Health Systems During the COVID-19 Pandemic.** J Am Coll Cardiol. 2020;75(18):2352-2371. doi:10.1016/j.jacc.2020.03.031. Disponível em https://www.sciencedirect.com/science/article/pii/S0735109720346374?via%3Dihub Acessado em 9 de abril de 2020.

23. Dumas A, Bernard L, Poquet Y, Lugo-Villarino G, Neyrolles O. The role of the lung microbiota and the gut-lung axis in respiratory infectious diseases. Cell Microbiol. 2018;20(12):e12966. doi:10.1111/cmi.12966. Disponível em https://onlinelibrary.wiley.com/doi/full/10.1111/cmi.12966 Acessado em 12 de abril de 2020.

24. Fasano A. **All disease begins in the (leaky) gut: role of zonulin-mediated gut permeability in the pathogenesis of some chronic inflammatory diseases**. F1000Res. 2020;9:F1000 Faculty Rev-69. Published 2020 Jan 31. doi:10.12688/f1000research.20510.1. Disponível em https://www.ncbi.nlm.nih.gov/pmc/articles/PMC6996528/ Acessado em 27 de março de 2020.

25. Fasano A. All disease begins in the (leaky) gut: role of zonulin-mediated gut permeability in the pathogenesis of some chronic inflammatory diseases. F1000Res. 2020;9:F1000 Faculty Rev-69. Published 2020 Jan 31. doi:10.12688/f1000research.20510.1. Disponível em https://f1000research.com/articles/9-69/v1 Acessado em 18 de junho de 2020.

26. Feng, Z.; Wang, Y.; Qi, W. **The Small Intestine, an Underestimated Site of SARS-CoV-2 Infection: From Red Queen Effect to Probiotics**. Preprints 2020, 2020030161 (doi: 10.20944/preprints202003.0161.v1). Disponível em https://www.preprints.org/manuscript/202003.0161/v1# Acessado em 21 de abril de 2020.

27. Fitzgerald KA, Kagan JC. **Toll-like Receptors and the Control of Immunity.** Cell. 2020;180(6):1044-1066. doi:10.1016/j.cell.2020.02.041. Disponível em https://linkinghub.elsevier.com/retrieve/pii/S0092-8674(20)30218-X. Acessado em 20 de março de 2020.

28. Fitzgerald KA, Kagan JC. Toll-like Receptors and the Control of Immunity. Cell. 2020;180(6):1044-1066. doi:10.1016/j.cell.2020.02.041. Disponível em https://www.cell.com/cell/fulltext/S0092-8674(20)30218-X?_returnURL=https%3A%2F%2Flinkinghub.elsevier.com%2Fretrieve%2Fpii%2FS009286742030218X%3Fshowall%3Dtrue Acessado em 21 de março de 2020.

29. Franceschi C, Garagnani P, Vitale G, Capri M, Salvioli S. Inflammaging and 'Garb-aging'. Trends Endocrinol Metab. 2017;28(3):199-212. doi:10.1016/j.tem.2016.09.005. Disponível em https://www.cell.com/trends/endocrinology-metabolism/fulltext/S1043-2760(16)30125-4?_returnURL=https%3A%2F%2Flinkinghub.elsevier.com%2Fretrieve%2Fpii%2FS1043276016301254%3Fshowall%3Dtrue Acessado em 3 de junho de 2020.

30. Frasca D, Blomberg BB. Inflammaging decreases adaptive and innate immune responses in mice and humans. Biogerontology. 2016;17(1):7-19. doi:10.1007/s10522-015-9578-8. Disponível em https://link.springer.com/article/10.1007%2Fs10522-015-9578-8 Acessado em 2 de abril de 2020.

31. Fulop T, Dupuis G, Baehl S, et al. From inflamm-aging to immune-paralysis: a slippery slope during aging for immune-adaptation. Biogerontology. 2016;17(1):147-157. doi:10.1007/s10522-015-9615-7. Disponível em https://link.springer.com/article/10.1007/s10522-015-9615-7 Acessado em 10 de maio de 2020.

32. Gabandé-Rodríguez E, Gómez de Las Heras MM, Mittelbrunn M. Control of Inflammation by Calorie Restriction Mimetics: On the Crossroad of Autophagy and Mitochondria. Cells. 2019;9(1):82. Published 2019 Dec 28. doi:10.3390/cells9010082. Disponível em https://www.mdpi.com/2073-4409/9/1/82 Acessado em 27 de maio de 2020.

33. Gabel K, Varady KA. Feasibility of Time-Restricted Eating. Obesity (Silver Spring). 2020;28(5):860. doi:10.1002/oby.22785. Disponível em https://onlinelibrary.wiley.com/doi/abs/10.1002/oby.22785 Acessado em 31 de maio de 2020.

34. Gallardo-Ortíz IA, Villalobos-Molina R, Echeverría-Rodríguez O. **Potential role of angiotensin-(1-7) in the improvement of vascular insulin sensitivity after a bout of exercise**. Exp Physiol. 2020;105(4):600-605. doi:10.1113/EP088464. Disponível em https://physoc.onlinelibrary.wiley.com/doi/abs/10.1113/EP088464 Acessado em 9 de abril de 2020.

35. Gao, Q.Y., Chen, Y.X. and Fang, J.Y. (2020), **2019 Novel coronavirus infection and gastrointestinal tract**. J Dig Dis, 21: 125-126. doi:10.1111/1751-2980.12851. Disponível em https://onlinelibrary.wiley.com/doi/full/10.1111/1751-2980.12851 Acessado em 26 de fevereiro de 2020.

36. Ghosh TS, Rampelli S, Jeffery IB, et al. **Mediterranean diet intervention alters the gut microbiome in older people reducing frailty and improving health status: the NU-AGE 1-year dietary intervention across five European countries**. Gut. 2020;69(7):1218-1228. doi:10.1136/gutjnl-2019-319654. Disponível em https://gut.bmj.com/content/69/7/1218.long Acessado em 02 de abril de 2020.

37. Glaser R, Kiecolt-Glaser JK. Stress-induced immune dysfunction: implications for health. Nat Rev Immunol. 2005;5(3):243-251. doi:10.1038/nri1571. Disponível em https://www.nature.com/articles/nri1571 Acessado em 12 de abril de 2020.

38. Godri Pollitt KJ, Peccia J, Ko AI, et al. COVID-19 vulnerability: the potential impact of genetic susceptibility and airborne transmission. Hum Genomics. 2020;14(1):17. Published 2020 May 12. doi:10.1186/s40246-020-00267-3. Disponível em https://humgenomics.biomedcentral.com/articles/10.1186/s40246-020-00267-3 Acessado em 15 de maio de 2020.

39. Gombart AF, Pierre A, Maggini S. A Review of Micronutrients and the Immune System-Working in Harmony to Reduce the Risk of Infection. Nutrients. 2020;12(1):236. Published 2020 Jan 16. doi:10.3390/nu12010236. Disponível em https://www.mdpi.com/2072-6643/12/1/236 Acessado em 22 de abril de 2020.

40. Gombart AF, Pierre A, Maggini S. A Review of Micronutrients and the Immune System-Working in Harmony to Reduce the Risk of Infection. Nutrients. 2020;12(1):236. Published 2020 Jan 16. doi:10.3390/nu12010236. Disponível em https://www.mdpi.com/2072-6643/12/1/236 Acessado em 17 de julho de 2020.

41. Goodwin JS, Hunt WC, Key CR, Samet JM. The Effect of Marital Status on Stage, Treatment, and Survival of Cancer Patients. JAMA. 1987;258(21):3125–3130. doi:10.1001/jama.1987.03400210067027 Disponível em https://jamanetwork.com/journals/jama/article-abstract/369505 Acessado em 12 de maio de 2020.

42. Gralinski LE, Baric RS. Molecular pathology of emerging coronavirus infections. J Pathol. 2015;235(2):185-195. doi:10.1002/path.4454. Disponível em https://onlinelibrary.wiley.com/doi/full/10.1002/path.4454 Acessado em 17 de março de 2020.
43. Hamming I, Timens W, Bulthuis ML, Lely AT, Navis G, van Goor H. **Tissue distribution of ACE2 protein, the functional receptor for SARS coronavirus**. A first step in understanding SARS pathogenesis. J Pathol. 2004;203(2):631-637. doi:10.1002/path.1570. Disponível em https://www.ncbi.nlm.nih.gov/pmc/articles/PMC7167720/ Acessado em 22 de abril de 2020.
44. Heilbronn LK, Smith SR, Martin CK, Anton SD, Ravussin E. Alternate-day fasting in nonobese subjects: effects on body weight, body composition, and energy metabolism. Am J Clin Nutr. 2005;81(1):69-73. doi:10.1093/ajcn/81.1.69. Disponível em https://academic.oup.com/ajcn/article/81/1/69/4607679 Acessado em 31 de maio de 2020.
45. Huang Z, Liu Y, Qi G, Brand D, Zheng SG. Role of Vitamin A in the Immune System. J Clin Med. 2018;7(9):258. Published 2018 Sep 6. doi:10.3390/jcm7090258. Disponível em https://www.mdpi.com/2077-0383/7/9/258 Acessado em 14 de abril de 2020.
46. Hudson J, Vimalanathan S. Echinacea—A Source of Potent Antivirals for Respiratory Virus Infections. Pharmaceuticals (Basel). 2011;4(7):1019-1031. Published 2011 Jul 13. doi:10.3390/ph4071019. Disponível em https://www.mdpi.com/1424-8247/4/7/1019 Acessado em 27 de maio de 2020.
47. Hudson JB. Applications of the phytomedicine Echinacea purpurea (Purple Coneflower) in infectious diseases. J Biomed Biotechnol. 2012;2012:769896. doi:10.1155/2012/769896. Disponível em https://www.hindawi.com/journals/bmri/2012/769896/ Acessado em 21 de abril de 2020.
48. Hug H, Mohajeri MH, La Fata G. Toll-Like Receptors: Regulators of the Immune Response in the Human Gut. Nutrients. 2018;10(2):203. Published 2018 Feb 13. doi:10.3390/nu10020203. Disponível em https://www.mdpi.com/2072-6643/10/2/203 Acessado em 24 de março de 2020.
49. Humphreys KL. Understanding the link between early adversity and disease - Stress, immunity, and prevention. Brain Behav Immun. 2019;78:1-2. doi:10.1016/j.bbi.2018.12.019. Disponível em https://www.sciencedirect.com/science/article/abs/pii/S0889159118312601?via%3Dihub Acessado em 7 de abril de 2020.
50. Ianiro G, Mullish BH, Kelly CR, et al. Screening of faecal microbiota transplant donors during the COVID-19 outbreak: suggestions for urgent updates from an international expert panel [published correction appears in Lancet Gastroenterol Hepatol. 2020 Jun;5(6):e5]. Lancet Gastroenterol Hepatol. 2020;5(5):430-432. doi:10.1016/S2468-1253(20)30082-0. Disponível em https://www.thelancet.com/journals/langas/article/PIIS2468-1253(20)30082-0/fulltext Acessado em 17 de março de 2020.

51. Invernizzi R, Lloyd CM, Molyneaux PL. Respiratory microbiome and epithelial interactions shape immunity in the lungs. Immunology. 2020;160(2):171-182. doi:10.1111/imm.13195. Disponível em https://onlinelibrary.wiley.com/doi/full/10.1111/imm.13195 Acessado em 22 de março de 2020.

52. Irwin MR, Olmstead R, Carroll JE. Sleep Disturbance, Sleep Duration, and Inflammation: A Systematic Review and Meta-Analysis of Cohort Studies and Experimental Sleep Deprivation. Biol Psychiatry. 2016;80(1):40-52. doi:10.1016/j.biopsych.2015.05.014. Disponível em https://www.biologicalpsychiatryjournal.com/article/S0006-3223(15)00437-0/fulltext Acessado em 25 de julho de 2020.

53. Kalantar-Zadeh K, Ward SA, Kalantar-Zadeh K, El-Omar EM. Considering the Effects of Microbiome and Diet on SARS-CoV-2 Infection: Nanotechnology Roles [published correction appears in ACS Nano. 2020 Jun 30;:]. ACS Nano. 2020;14(5):5179-5182. doi:10.1021/acsnano.0c03402. Disponível em <https://pubs.acs.org/doi/10.1021/acsnano.0c03402> Acessado em 8 de maio de 2020.

54. Kam KQ, Yung CF, Cui L, et al. **A Well Infant with Coronavirus Disease 2019 (COVID-19) with High Viral Load** [published online ahead of print, 2020 Feb 28]. Clin Infect Dis. 2020;ciaa201. doi:10.1093/cid/ciaa201. Disponível em https://www.ncbi.nlm.nih.gov/pmc/articles/PMC7358675/ Acessado em 28 de fevereiro de 2020.

55. Kashiouris MG, L'Heureux M, Cable CA, Fisher BJ, Leichtle SW, Fowler AA. The Emerging Role of Vitamin C as a Treatment for Sepsis. Nutrients. 2020;12(2):292. Published 2020 Jan 22. doi:10.3390/nu12020292. Disponível em https://www.mdpi.com/2072-6643/12/2/292 Acessado em 13 de abril de 2020.

56. Kelley N, Jeltema D, Duan Y, He Y. The NLRP3 Inflammasome: An Overview of Mechanisms of Activation and Regulation. Int J Mol Sci. 2019;20(13):3328. Published 2019 Jul 6. doi:10.3390/ijms20133328. Disponível em https://www.mdpi.com/1422-0067/20/13/3328 Acessado em 12 de abril de 2020.

57. Kiecolt-Glaser JK, Loving TJ, Stowell JR, et al. *Hostile marital interactions, proinflammatory cytokine production, and wound healing*. Arch Gen Psychiatry. 2005;62(12):1377-1384. doi:10.1001/archpsyc.62.12.1377. Disponível em https://jamanetwork.com/journals/jamapsychiatry/fullarticle/209153 Acessado em 17 de maio de 2020.

58. Kim HS, Hong JT, Kim Y, Han SB. **Stimulatory Effect of -glucans on Immune Cells. Immune Netw.** 2011;11(4):191-195. doi:10.4110/in.2011.11.4.191. Disponível em https://www.ncbi.nlm.nih.gov/pmc/articles/PMC3202617/ Acessado em 6 de maio de 2020.

59. Krawitz C, Mraheil MA, Stein M, et al. Inhibitory activity of a standardized elderberry liquid extract against clinically-relevant human respiratory bacterial pathogens and influenza A and B viruses. BMC Complement Altern Med. 2011;11:16. Published 2011 Feb 25. doi:10.1186/1472-6882-11-16. Disponível em https://www.ncbi.nlm.nih.gov/pmc/articles/PMC3056848/ Acessado em 21 de abril de 2020.
60. Kühn F, Adiliaghdam F, Cavallaro PM, et al. **Intestinal alkaline phosphatase targets the gut barrier to prevent aging.** JCI Insight. 2020;5(6):e134049. Published 2020 Mar 26. doi:10.1172/jci.insight.134049. Disponível em https://www.ncbi.nlm.nih.gov/pmc/articles/PMC7213802/ Acessado em 30 de março de 2020.
61. Lamers MM, Beumer J, van der Vaart J, et al. SARS-CoV-2 productively infects human gut enterocytes. Science. 2020;369(6499):50-54. doi:10.1126/science.abc1669. Disponível em https://www.ncbi.nlm.nih.gov/pmc/articles/PMC7199907/ Acessado em 1 de maio de 2020.
62. LAMMERT, Eckhard; ZEEB, Martin (ed.). **Metabolism of Human Diseases**: Organ Physiology and Pathophysiology. Viena: Springer, 2014. 382 p. ISBN 978-3-7091-0715-7. *E-book*.
63. Lancaster GI, Febbraio MA. The immunomodulating role of exercise in metabolic disease. Trends Immunol. 2014;35(6):262-269. doi:10.1016/j.it.2014.02.008. Disponível em https://www.cell.com/trends/immunology/fulltext/S1471-4906(14)00034-9?_returnURL=https%3A%2F%2Flinkinghub.elsevier.com%2Fretrieve%2Fpii%2FS1471490614000349%3Fshowall%3Dtrue Acessado em 10 de maio de 2020.
64. Larsen JM. The immune response to Prevotella bacteria in chronic inflammatory disease. Immunology. 2017;151(4):363-374. doi:10.1111/imm.12760. Disponível em https://onlinelibrary.wiley.com/doi/full/10.1111/imm.12760 Acessado em 21 de abril de 2020.
65. Lasselin J, Alvarez-Salas E, Grigoleit JS. Well-being and immune response: a multi-system perspective. Curr Opin Pharmacol. 2016;29:34-41. doi:10.1016/j.coph.2016.05.003. Disponível em https://www.sciencedirect.com/science/article/abs/pii/S1471489216300479?via%3Dihub Acessado em 10 de maio de 2020.
66. Li Y, Yao J, Han C, et al. Quercetin, Inflammation and Immunity. Nutrients. 2016;8(3):167. Published 2016 Mar 15. doi:10.3390/nu8030167. Disponível em https://www.mdpi.com/2072-6643/8/3/167 Acessado em 4 de abril de 2020.
67. Li YQ, Li ZL, Zhao WJ, Wen RX, Meng QW, Zeng Y. Synthesis of stilbene derivatives with inhibition of SARS coronavirus replication. Eur J Med Chem. 2006;41(9):1084-1089. doi:10.1016/j.ejmech.2006.03.024. Disponível em https://www.sciencedirect.com/science/article/pii/S0223523406001437?via%3Dihub Acessado em 20 de abril de 2020.

68. Liang W, Feng Z, Rao S, et al. Diarrhoea may be underestimated: a missing link in 2019 novel coronavirus. Gut. 2020;69(6):1141-1143. doi:10.1136/gutjnl-2020-320832. Disponível em https://gut.bmj.com/content/69/6/1141.long Acessado em 16 de março de 2020.

69. Lilei Yu, Yongqing Tong, Gaigai Shen, Aisi Fu, Yanqiu Lai, Xiaoya Zhou, Yuan Yuan, Yuhong Wang, Yuchen Pan, Zhiyao Yu, Yan Li, Tiangang Liu, Hong Jiang. Immunodepletion with Hypoxemia: A Potential High Risk Subtype of Coronavirus Disease 2019. medRxiv 2020.03.03.20030650; doi: https://doi.org/10.1101/2020.03.03.20030650. Disponível em https://www.medrxiv.org/content/10.1101/2020.03.03.20030650v1 Acessado em 21 de março de 2020.

70. Lin L, Lu L, Cao W, Li T. Hypothesis for potential pathogenesis of SARS-CoV-2 infection-a review of immune changes in patients with viral pneumonia. Emerg Microbes Infect. 2020;9(1):727-732. doi:10.1080/22221751.2020.1746199. Disponível em https://www.tandfonline.com/doi/full/10.1080/22221751.2020.1746199 Acessado em 24 de março de 2020.

71. Lin SC, Ho CT, Chuo WH, Li S, Wang TT, Lin CC. Effective inhibition of MERS-CoV infection by resveratrol. BMC Infect Dis. 2017;17(1):144. Published 2017 Feb 13. doi:10.1186/s12879-017-2253-8. Disponível em https://bmcinfectdis.biomedcentral.com/articles/10.1186/s12879-017-2253-8 Acessado em 20 de abril de 20202.

72. LIOTTI,, Na Caroline Costa; AMBRÓSIO, Patrícia Ambrosio. RISCOS DA MÁ ABSORÇÃO DE VITAMINA B12 E CÁLCIO CAUSADOS PELO USO PROLONGADO DO OMEPRAZOL EM IDOSOS. Revista Acadêmica Oswaldo Cruz, [s. l.], ano 4, n. outubro-dezembro 2017, ed. 16, p. 00-00, 2017. Disponível em: https://oswaldocruz.br/revista_academica/content/pdf/Edicao_16_LIOTTI_Ana_Caroline_Costa.pdf Acesso em: 4 abr. 2020.

73. Liu T, Zhang L, Joo D, Sun SC. NF-κB signaling in inflammation. Signal Transduct Target Ther. 2017;2:17023-. doi:10.1038/sigtrans.2017.23. Disponível em https://www.nature.com/articles/sigtrans201723 Acessado em 3 de abril de 2020.

74. Longo VD, Mattson MP. **Fasting: molecular mechanisms and clinical applications.** Cell Metab. 2014;19(2):181-192. doi:10.1016/j.cmet.2013.12.008. Disponível em https://www.ncbi.nlm.nih.gov/pmc/articles/PMC3946160/ Acessado em 31 de maio de 2020.

75. Lorenz T, van Anders S. **Interactions of sexual activity, gender, and depression with immunity.** J Sex Med. 2014;11(4):966-979. doi:10.1111/jsm.12111. Disponível em https://www.ncbi.nlm.nih.gov/pmc/articles/PMC4410362/ Acessado em 13 de maio de 2020.

76. Lu X, Zhang L, Du H, et al. SARS-CoV-2 Infection in Children. N Engl J Med. 2020;382(17):1663-1665. doi:10.1056/NEJMc2005073. Disponível em https://www.nejm.org/doi/full/10.1056/NEJMc2005073 Acessado em 18 de março de 2020.

77. Lu, C., Hu, Z., Wang, R. et al. **Gut microbiota dysbiosis-induced activation of the intrarenal renin–angiotensin system is involved in kidney injuries in rat diabetic nephropathy.** Acta Pharmacol Sin (2020). https://doi.org/10.1038/s41401-019-0326-5. Disponível em https://www.nature.com/articles/s41401-019-0326-5?proof=trueNov Acessado em 8 de abril de 2020.
78. Luo S, Zhang X, Xu H. **Don't Overlook Digestive Symptoms in Patients With 2019 Novel Coronavirus Disease (COVID-19).** Clin Gastroenterol Hepatol. 2020;18(7):1636-1637. doi:10.1016/j.cgh.2020.03.043. Disponível em https://www.ncbi.nlm.nih.gov/pmc/articles/PMC7154217/ Acessado em 27 de março de 2020.
79. Luzi L, Radaelli MG. Influenza and obesity: its odd relationship and the lessons for COVID-19 pandemic. Acta Diabetol. 2020;57(6):759-764. doi:10.1007/s00592-020-01522-8. Disponível em https://link.springer.com/article/10.1007%2Fs00592-020-01522-8 Acessado em 10 de abril de 2020.
80. M. Kox, L. T. van Eijk, J. Zwaag, J. van den Wildenberg, F. C. G. J. Sweep, J. G. van der Hoeven, P. Pickkers. **Voluntary activation of the sympathetic nervous system and attenuation of the innate immune response in humans.** Proceedings of the National Academy of Sciences, 2014; DOI: 10.1073/pnas.1322174111. Disponível em https://www.pnas.org/content/111/20/7379 . Acessado em 23 de março 2020.
81. Malaguarnera L. Influence of Resveratrol on the Immune Response. Nutrients. 2019;11(5):946. Published 2019 Apr 26. doi:10.3390/nu11050946. Disponível em https://www.mdpi.com/2072-6643/11/5/946 Acessado em 20 de abril de 2020.
82. Malaguarnera L. Influence of Resveratrol on the Immune Response. Nutrients. 2019;11(5):946. Published 2019 Apr 26. doi:10.3390/nu11050946. Disponível em https://www.mdpi.com/2072-6643/11/5/946 Acessado em 20 de abril de 2020.
83. Mehta P, McAuley DF, Brown M, *et al*. **COVID-19: consider cytokine storm syndromes and immunosuppression.** Lancet. 2020;395(10229):1033-1034. doi:10.1016/S0140-6736(20)30628-0. Disponível em https://www.thelancet.com/pdfs/journals/lancet/PIIS0140-6736(20)30628-0.pdf. Acessado em 14 de março de 2020.
84. Mehta P, McAuley DF, Brown M, et al. **COVID-19: consider cytokine storm syndromes and immunosuppression.** Lancet. 2020;395(10229):1033-1034. doi:10.1016/S0140-6736(20)30628-0. Disponível em https://www.thelancet.com/pdfs/journals/lancet/PIIS0140-6736(20)30628-0.pdf Acessado em 18 de março de 2020.
85. Mihm S. COVID-19: Possible Impact of the Genetic Background in IFNL Genes on Disease Outcomes. J Innate Immun. 2020;12(3):273-274. doi:10.1159/000508076. Disponível em https://www.ncbi.nlm.nih.gov/pmc/articles/PMC7251566/ Acessado em 15 de maio de 2020.

86. Minciullo PL, Catalano A, Mandraffino G, et al. Inflammaging and Anti-Inflammaging: The Role of Cytokines in Extreme Longevity. Arch Immunol Ther Exp (Warsz). 2016;64(2):111-126. doi:10.1007/s00005-015-0377-3. Disponível em https://link.springer.com/article/10.1007%2Fs00005-015-0377-3 Acessado em 03 de junho de 2019

87. Ming Zhong, Aijun Sun, Ting Xiao, Ge Yao, Ling Sang, Xia Zheng, Jinyan Zhang, Xuejuan Jin, Lei Xu, Wenlong Yang, Peng Wang, Kai Hu, Dingyu Zhang, Junbo Ge. A Randomized, Single-blind, Group sequential, Active-controlled Study to evaluate the clinical efficacy and safety of α-Lipoic acid for critically ill patients with coronavirus disease 2019 COVID-19. medRxiv 2020.04.15.20066266; doi: https://doi.org/10.1101/2020.04.15.20066266. Disponível em https://www.medrxiv.org/content/10.1101/2020.04.15.20066266v1 Acessado em 24 de abril de 2020.

88. Mohammadi Pour P, Fakhri S, Asgary S, Farzaei MH, Echeverría J. **The Signaling Pathways, and Therapeutic Targets of Antiviral Agents: Focusing on the Antiviral Approaches and Clinical Perspectives of Anthocyanins in the Management of Viral Diseases.** Front Pharmacol. 2019;10:1207. Published 2019 Nov 8. doi:10.3389/fphar.2019.01207. Disponível em https://www.frontiersin.org/articles/10.3389/fphar.2019.01207/full Acessado em 21 de abril de 2020.

89. Moieni M, Irwin MR, Jevtic I, et al. Trait sensitivity to social disconnection enhances pro-inflammatory responses to a randomized controlled trial of endotoxin. Psychoneuroendocrinology. 2015;62:336-342. doi:10.1016/j.psyneuen.2015.08.020. Disponível em https://www.sciencedirect.com/science/article/abs/pii/S0306453015008938?via%3Dihub Acessado em 11 de maio de 2020.

90. Morley JE. The aging gut: physiology. Clin Geriatr Med. 2007;23(4):757-vi. doi:10.1016/j.cger.2007.06.002. Disponível em https://www.geriatric.theclinics.com/article/S0749-0690(07)00055-9/fulltext Acessado em 4 de abril de 2020.

91. Müller-Werdan U, Nuding S, Ost M. **Assessing inflammageing**. Curr Opin Clin Nutr Metab Care. 2017;20(5):346-348. doi:10.1097/MCO.0000000000000391. Disponível em https://journals.lww.com/co-clinicalnutrition/Abstract/2017/09000/Assessing_inflammageing.7.aspx Acessado em 9 de abril de 2020.

92. Multi-Omic Biological Age Estimation and Its Correlation With Wellness and Disease Phenotypes: A Longitudinal Study of 3,558 Individuals (Earls et al, 2019). Disponível em https://academic.oup.com/biomedgerontology/article/74/Supplement_1/S52/5625183 Acessado em 19 de maio de 2020.

93. Pace TW, Negi LT, Sivilli TI, et al. **Innate immune, neuroendocrine and behavioral responses to psychosocial stress do not predict subsequent compassion meditation practice time.** Psychoneuroendocrinology. 2010;35(2):310-315. doi:10.1016/j.psyneuen.2009.06.008. Disponível em https://www.sciencedirect.com/science/article/abs/pii/S0306453009001991?via%3Dihub Acessado em 23 de março de 2020.
94. Pan L, Mu M, Yang P, et al. **Clinical Characteristics of COVID-19 Patients With Digestive Symptoms in Hubei, China: A Descriptive, Cross-Sectional, Multicenter Study.** Am J Gastroenterol. 2020;115(5):766-773. doi:10.14309/ajg.0000000000000620. Disponível em https://insights.ovid.com/pubmed?pmid=32287140 Acessado em 27 de março de 2020.
95. Pascoe MC, Thompson DR, Ski CF. Meditation and Endocrine Health and Wellbeing. Trends Endocrinol Metab. 2020;31(7):469-477. doi:10.1016/j.tem.2020.01.012. Disponível em https://www.cell.com/trends/endocrinology-metabolism/fulltext/S1043-2760(20)30023-0?_returnURL=https%3A%2F%2Flinkinghub.elsevier.com%2Fretrieve%2Fpii%2FS1043276020300230%3Fshowall%3Dtrue Acessado em 7 de abril de 2020.
96. Passos-Silva DG, Verano-Braga T, Santos RA. **Angiotensin-(1-7): beyond the cardio-renal actions.** Clin Sci (Lond). 2013;124(7):443-456. doi:10.1042/CS20120461. Disponível em https://portlandpress.com/clinsci/article/124/7/443/69121/Angiotensin-1-7-beyond-the-cardio-renal-actions Acessado em 9 de abril de 2020.
97. Peiró C, Moncada S. Substituting Angiotensin-(1-7) to Prevent Lung Damage in SARS-CoV-2 Infection?. Circulation. 2020;141(21):1665-1666. doi:10.1161/CIRCULATIONAHA.120.047297. Disponível em https://www.ahajournals.org/doi/10.1161/CIRCULATIONAHA.120.047297?url_ver=Z39.88-2003&rfr_id=ori%3Arid%3Acrossref.org&rfr_dat=cr_pub++0pubmed& Acessado em 7 de abril de 2020.
98. Pereira, Ingrid Freitas da Silva, Spyrides, Maria Helena Constantino, & Andrade, Lára de Melo Barbosa. (2016). Estado nutricional de idosos no Brasil: uma abordagem multinível. Cadernos de Saúde Pública, 32(5), e00178814. Epub June 03, 2016.https://dx.doi.org/10.1590/0102-311X00178814. Disponível em https://www.scielo.br/scielo.php?pid=S0102-311X2016000500709&script=sci_abstract&tlng=pt Acessado em 4 de abril de 2020.
99. Pyter LM, Bever SR, Khantsis S, Glasper ER. Sexual activity modulates neuroinflammatory responses in male rats. Physiol Behav. 2018;197:42-50. doi:10.1016/j.physbeh.2018.09.009. Disponível em https://www.sciencedirect.com/science/article/abs/pii/S0031938418304098?via%3Dihub Acessado em 13 de maio de 2020.

100. Qin C, Zhou L, Hu Z, et al. **Dysregulation of immune response in patients with COVID-19 in Wuhan, China** [*published online ahead of print, 2020 Mar 12*]. Clin Infect Dis. 2020;ciaa248. doi:10.1093/cid/ciaa248. Disponível em https://pubmed.ncbi.nlm.nih.gov/32161940/ Acessado em 16 de março de 2020.

101. Qin C, Zhou L, Hu Z, et al. Dysregulation of Immune Response in Patients With Coronavirus 2019 (COVID-19) in Wuhan, China. Clin Infect Dis. 2020;71(15):762-768. doi:10.1093/cid/ciaa248. Disponível em https://academic.oup.com/cid/article/71/15/762/5803306 Acessado em 24 de março de 2020.

102. Raj VS, Mou H, Smits SL, et al. **Dipeptidyl peptidase 4 is a functional receptor for the emerging human coronavirus-EMC**. Nature. 2013;495(7440):251-254. doi:10.1038/nature12005. Disponível em https://www.nature.com/articles/nature12005 Acessado em 24 de abril de 2020.

103. Rea IM, Gibson DS, McGilligan V, McNerlan SE, Alexander HD, Ross OA. **Age and Age-Related Diseases: Role of Inflammation Triggers and Cytokines.** Front Immunol. 2018;9:586. Published 2018 Apr 9. doi:10.3389/fimmu.2018.00586. Disponível em https://www.frontiersin.org/articles/10.3389/fimmu.2018.00586/full Acessado em 24 de abril de 2020.

104. Read SA, Obeid S, Ahlenstiel C, Ahlenstiel G. The Role of Zinc in Antiviral Immunity. Adv Nutr. 2019;10(4):696-710. doi:10.1093/advances/nmz013.Disponível em https://academic.oup.com/advances/article/10/4/696/5476413 Acessado em 6 de maio de 2020.

105. Renz H, Holt PG, Inouye M, Logan AC, Prescott SL, Sly PD. An exposome perspective: Early-life events and immune development in a changing world. J Allergy Clin Immunol. 2017;140(1):24-40. doi:10.1016/j.jaci.2017.05.015. Disponível em https://linkinghub.elsevier.com/retrieve/pii/S0091-6749(17)30853-9 Acessado em 18 de maio de 2020.

106. Renz H, Holt PG, Inouye M, Logan AC, Prescott SL, Sly PD. An exposome perspective: Early-life events and immune development in a changing world. J Allergy Clin Immunol. 2017;140(1):24-40. doi:10.1016/j.jaci.2017.05.015. Disponível em https://www.jacionline.org/article/S0091-6749(17)30853-9/fulltext Acessado em 18 de maio de 2020.

107. Renz H, Holt PG, Inouye M, Logan AC, Prescott SL, Sly PD. An exposome perspective: Early-life events and immune development in a changing world. J Allergy Clin Immunol. 2017;140(1):24-40. doi:10.1016/j.jaci.2017.05.015. Disponível em https://www.jacionline.org/article/S0091-6749(17)30853-9/fulltext Acessado em 18 de maio de 2020.

108. Rodríguez MI, Escames G, López LC, et al. Chronic melatonin treatment reduces the age-dependent inflammatory process in senescence-accelerated mice. J Pineal Res. 2007;42(3):272-279. doi:10.1111/j.1600-079X.2006.00416.x. Disponível em https://onlinelibrary.wiley.com/doi/abs/10.1111/j.1600-079X.2006.00416.x Acessado em 12 de abril de 2020.

109. Roel Vermeulen, Emma L. Schymanski, Albert-László Barabási, Gary W. Miller. The exposome and health: Where chemistry meets biology. Science, 2020; 367 (6476): 392 DOI: 10.1126/science.aay3164. Disponível em https://science.sciencemag.org/content/367/6476/392 Acessado em 18 de maio de 2020.
110. Roth GS, Lane MA, Ingram DK, et al. Biomarkers of caloric restriction may predict longevity in humans. Science. 2002;297(5582):811. doi:10.1126/science.1071851. Disponível em https://science.sciencemag.org/content/297/5582/811.long Acessado em 31 de maio de 2020.
111. ROYAL PHILIPS. Wake up call: global sleep satisfaction trends royal phillips. In: GlobeNewswire, março 2020. Disponível em: https://www.globenewswire.com/news-release/2020/03/02/1993406/0/en/Philips-sleep-survey-shows-only-half-of-people-worldwide-are-satisfied-with-their-sleep-but-are-less-likely-than-before-to-take-action-to-improve-it.html Acessado em 25 de julho de 2020.
112. Russell AL, Tasker JG, Lucion AB, et al. **Factors promoting vulnerability to dysregulated stress reactivity and stress-related disease**. J Neuroendocrinol. 2018;30(10):e12641. doi:10.1111/jne.12641. Disponível em <https://www.ncbi.nlm.nih.gov/pmc/articles/PMC6181794/> Acessado em 24 de março de 2020.
113. Santoro A, Ostan R, Candela M, et al. Gut microbiota changes in the extreme decades of human life: a focus on centenarians. Cell Mol Life Sci. 2018;75(1):129-148. doi:10.1007/s00018-017-2674-y. Disponível em https://link.springer.com/article/10.1007%2Fs00018-017-2674-y Acessado em 5 de junho de 2020.
114. Santus P, Corsico A, Solidoro P, Braido F, Di Marco F, Scichilone N. Oxidative stress and respiratory system: pharmacological and clinical reappraisal of N-acetylcysteine. COPD. 2014;11(6):705-717. doi:10.3109/15412555.2014.898040. Disponível em https://www.tandfonline.com/doi/full/10.3109/15412555.2014.898040 Acessado em 21 de abril de 2020.
115. Sargiacomo C, Sotgia F, Lisanti MP. COVID-19 and chronological aging: senolytics and other anti-aging drugs for the treatment or prevention of corona virus infection?. Aging (Albany NY). 2020;12(8):6511-6517. doi:10.18632/aging.103001. Disponível em https://www.aging-us.com/article/103001/text Acessado em 12 de abril de 2020.
116. Schedlowski M, Engler H, Grigoleit JS. Endotoxin-induced experimental systemic inflammation in humans: a model to disentangle immune-to-brain communication. Brain Behav Immun. 2014;35:1-8. doi:10.1016/j.bbi.2013.09.015. Disponível em https://www.sciencedirect.com/science/article/abs/pii/S0889159113004704?via%3Dihub Acessado em 11 de maio de 2020.

117. Schuch FB, Deslandes AC, Stubbs B, Gosmann NP, Silva CT, Fleck MP. Neurobiological effects of exercise on major depressive disorder: A systematic review. Neurosci Biobehav Rev. 2016;61:1-11. doi:10.1016/j.neubiorev.2015.11.012 Disponível em https://pubmed.ncbi.nlm.nih.gov/26657969/ Acessado em 11 de maio de 2020.

118. Shayganni E, Bahmani M, Asgary S, Rafieian-Kopaei M. Inflammaging and cardiovascular disease: Management by medicinal plants. Phytomedicine. 2016;23(11):1119-1126. doi:10.1016/j.phymed.2015.11.004. Disponível em https://www.sciencedirect.com/science/article/abs/pii/S0944711315003566?via%3Dihub Acessado em 27 de maio de 2020.

119. Shruti Mishra, Achyut Pandey, Siddharth Manvati,Coumarin: An emerging antiviral agent, Heliyon, Volume 6, Issue 1, 2020, e03217, ISSN 2405-8440, https://doi.org/10.1016/j.heliyon.2020.e03217. Disponível em http://www.sciencedirect.com/science/article/pii/S2405844020300621 Acessado em 21 de abril de 2020.

120. Signer J, Jonsdottir HR, Albrich WC, et al. In vitro antiviral activity of Echinaforce®, an Echinacea purpurea preparation, against common cold coronavirus 229E and highly pathogenic MERS-CoV and SARS-CoV. Research Square; 2020. DOI: 10.21203/rs.2.24724/v1. Disponível em https://europepmc.org/article/ppr/ppr139816 Acessado em 21 de abril de 2020.

121. Singh M, Das RR. **Zinc for the common cold.** Cochrane Database of Systematic Reviews 2013, Issue 6. Art. No.: CD001364. DOI: 10.1002/14651858.CD001364.pub4. Disponível em https://www.cochranelibrary.com/cdsr/doi/10.1002/14651858.CD001364.pub4/full Acessado em 10 de abril de 2020.

122. Smith, Micholas; Smith, Jeremy C. (2020): Repurposing Therapeutics for COVID-19: Supercomputer-Based Docking to the SARS-CoV-2 Viral Spike Protein and Viral Spike Protein-Human ACE2 Interface. ChemRxiv. Preprint. https://doi.org/10.26434/chemrxiv.11871402.v4. Disponível em https://chemrxiv.org/articles/Repurposing_Therapeutics_for_the_Wuhan_Coronavirus_nCov-2019_Supercomputer-Based_Docking_to_the_Viral_S_Protein_and_Human_ACE2_Interface/11871402> Acessado em 12 de abril de 2020.

123. Smyk, W, Janik, MK, Portincasa, P, Milkiewicz, P, Lammert, F, Krawczyk, M. **COVID 19: Focus on the lungs but do not forget the gastrointestinal tract**. Eur J Clin Invest. 2020; 00:e13276. https://doi.org/10.1111/eci.13276. Disponível em https://onlinelibrary.wiley.com/action/showCitFormats?doi=10.1111%2Feci.13276 Acessado em 23 de março de 2020.

124. Soenen S, Rayner CK, Jones KL, Horowitz M. The ageing gastrointestinal tract. Curr Opin Clin Nutr Metab Care. 2016;19(1):12-18. doi:10.1097/MCO.0000000000000238. Disponível em https://journals.lww.com/co-clinicalnutrition/Abstract/2016/01000/The_ageing_gastrointestinal_tract.4.aspx Acessado em 24 de junho de 2020.

125. Song Y, Liu P, Shi XL, et al. **SARS-CoV-2 induced diarrhoea as onset symptom in patient with COVID-19**. Gut. 2020;69:1143-1144. Disponível em https://gut.bmj.com/content/gutjnl/69/6/1143.full.pdf Acessado em 6 de março de 2020.
126. Song YG, Shin HS. **COVID-19, A Clinical Syndrome Manifesting as Hypersensitivity Pneumonitis.** Infect Chemother. 2020;52(1):110-112. doi:10.3947/ic.2020.52.1.110. Disponível em https://www.ncbi.nlm.nih.gov/pmc/articles/PMC7113449/ Acessado em 16 de março de 2020.
127. STEFANO, Isabel Cristina Aparecida et al . Uso de medicamentos por idosos: análise da prescrição, dispensação e utilização num município de porte médio do estado de São Paulo. Rev. bras. geriatr. gerontol., Rio de Janeiro , v. 20, n. 5, p. 679-690, Oct. 2017 . https://doi.org/10.1590/1981-22562017020.170062 Disponível em http://www.scielo.br/scielo.php?script=sci_arttext&pid=S1809-98232017000500679&lng=en&nrm=iso Acessado em 4 de abril de 2020.
128. THE INSTITUTE FOR FUNCTIONAL SOCIETY. The Functional Medicine Approach to COVID-19: Virus-Specific Nutraceutical and Botanical Agents. In: The Functional Medicine Approach to COVID-19: Virus-Specific Nutraceutical and Botanical Agents. [S. l.], 2020. Disponível em: https://www.ifm.org/news-insights/the-functional-medicine-approach-to-covid-19-virus-specific-nutraceutical-and-botanical-agents/?hsCtaTracking=3e776ee9-d7e2-407c-aae1-ef1d20085b0e%7Cebd3c852-d98c-49e0-b16d-62e84787f4f Acesso em: 11 de abril de 2020.
129. Thevarajan I, Nguyen THO, Koutsakos M, et al. Breadth of concomitant immune responses prior to patient recovery: a case report of non-severe COVID-19. Nat Med. 2020;26(4):453-455. doi:10.1038/s41591-020-0819-2. Disponível em https://www.nature.com/articles/s41591-020-0819-2 Acessado em 18 de março de 2020.
130. Thornton SN. Thirst and hydration: physiology and consequences of dysfunction. Physiol Behav. 2010;100(1):15-21. doi:10.1016/j.physbeh.2010.02.026. Disponível em https://www.sciencedirect.com/science/article/abs/pii/S0031938410001034?via%3Dihub Acessado em 9 de abril de 2020.
131. Tian Y, Rong L, Nian W, He Y. **Review article: gastrointestinal features in COVID-19 and the possibility of faecal transmission.** Aliment Pharmacol Ther. 2020;51(9):843-851. doi:10.1111/apt.15731. Disponível em https://onlinelibrary.wiley.com/doi/full/10.1111/apt.15731 Acessado em 21 de abril de 2020.
132. Tilocca B, Soggiu A, Musella V, et al. **Molecular basis of COVID-19 relationships in different species: a one health perspective.** Microbes Infect. 2020;22(4-5):218-220. doi:10.1016/j.micinf.2020.03.002. Disponível em https://www.sciencedirect.com/science/article/abs/pii/S1286457920300484?via%3Dihub Acessado em 24 de março de 2020.

133. Tiralongo E, Wee SS, Lea RA. Elderberry Supplementation Reduces Cold Duration and Symptoms in Air-Travellers: A Randomized, Double-Blind Placebo-Controlled Clinical Trial. Nutrients. 2016;8(4):182. Published 2016 Mar 24. doi:10.3390/nu8040182. Disponível em https://www.mdpi.com/2072-6643/8/4/182 Acessado em 21 de abril de 2020.

134. Totura AL, Whitmore A, Agnihothram S, et al. Toll-Like Receptor 3 Signaling via TRIF Contributes to a Protective Innate Immune Response to Severe Acute Respiratory Syndrome Coronavirus Infection. mBio. 2015;6(3):e00638-15. Published 2015 May 26. doi:10.1128/mBio.00638-15. Disponível em https://www.ncbi.nlm.nih.gov/pmc/articles/PMC4447251/ Acessado em 24 de março de 2020.

135. Tozsér, J., & Benko, S. (2016). Natural Compounds as Regulators of NLRP3 Inflammasome-Mediated IL-1 β Production. Mediators of inflammation, 2016, [5460302]. https://doi.org/10.1155/2016/5460302. Disponível em https://www.hindawi.com/journals/mi/2016/5460302/ Acessado em 12 de abril de 2020.

136. Vaduganathan M, Vardeny O, Michel T, McMurray JJV, Pfeffer MA, Solomon SD. Renin-Angiotensin-Aldosterone System Inhibitors in Patients with Covid-19. N Engl J Med. 2020;382(17):1653-1659. doi:10.1056/NEJMsr2005760. Disponível em https://www.nejm.org/doi/10.1056/NEJMsr2005760?url_ver=Z39.88-2003&rfr_id=ori:rid:crossref.org&rfr_dat=cr_pub%20%200pubmed> Acessado em 7 de abril de 2020.

137. Vaiserman AM, Koliada AK, Marotta F. Gut microbiota: A player in aging and a target for anti-aging intervention. Ageing Res Rev. 2017;35:36-45. doi:10.1016/j.arr.2017.01.001. Disponível em https://www.sciencedirect.com/science/article/pii/S1568163716302653?via%3Dihub Acessado em 24 de abril de 2020.

138. Veldhoen M, Brucklacher-Waldert V. Dietary influences on intestinal immunity. Nat Rev Immunol. 2012;12(10):696-708. doi:10.1038/nri3299. Disponível em https://www.nature.com/articles/nri3299 Acessado em 27 de maio de 2020.

139. Vetvicka V, Volny T, Saraswat-Ohri S, Vashishta A, Vancikova Z, Vetvickova J. Glucan and resveratrol complex--possible synergistic effects on immune system. Biomed Pap Med Fac Univ Palacky Olomouc Czech Repub. 2007;151(1):41-46. doi:10.5507/bp.2007.007. Disponível em https://pubmed.ncbi.nlm.nih.gov/17690738/ Acessado em 20 de abril de 2020.

140. VIANA, Aline Coelho; FUMAGALLI, Fernanda. **DESNUTRIÇÃO DO IDOSO E SAÚDE PUBLICA NO BRASIL.** Revista Conexão Eletrônica , AEMS - Faculdades Integradas Três Lagoas, 2012. Disponível em: http://www.aems.edu.br/conexao/edicaoanterior/Sumario/2012/downloads/2012/saude/DESNUTRI%C3%87%C3%83O%20DO%20IDOSO%20E%20SA%C3%9ADE%20PUBLICA%20NO%20BRASIL.pdf. Acesso em: 4 abr. 2020.

141. Vineis P, Chadeau-Hyam M, Gmuender H, et al. The exposome in practice: Design of the EXPOsOMICS project. Int J Hyg Environ Health. 2017;220(2 Pt A):142-151. doi:10.1016/j.ijheh.2016.08.001. Disponível em https://www.sciencedirect.com/science/article/pii/S1438463916301304?via%3Dihub Acessado em 18 de maio de 2020.
142. VIRTUAL PRACTICES. COVID-19 Lifestyle & Nutraceutical Protocol. In: COVID-19 Lifestyle & Nutraceutical Protocol. [S. l.], 2020. Disponível em: https://virtualpractices.org/category/covid-19/ Acessado em 8 de maio de 2020.
143. von der Thüsen J, van der Eerden M. Histopathology and genetic susceptibility in COVID-19 pneumonia [published online ahead of print, 2020 Apr 30]. Eur J Clin Invest. 2020;e13259. doi:10.1111/eci.13259. Disponível em https://onlinelibrary.wiley.com/doi/epdf/10.1111/eci.13259 Acessado em 15 de maio de 2020.
144. Walsh, N.P. and Oliver, S.J. (2016), Exercise, immune function and respiratory infection: An update on the influence of training and environmental stress. Immunol Cell Biol, 94: 132-139. doi:10.1038/icb.2015.99. Disponível em https://onlinelibrary.wiley.com/doi/abs/10.1038/icb.2015.99 Acessado em 10 de maio de 2020.
145. Wedgwood S, Gerard K, Halloran K, et al. Intestinal Dysbiosis and the Developing Lung: The Role of Toll-Like Receptor 4 in the Gut-Lung Axis. Front Immunol. 2020;11:357. Published 2020 Mar 5. doi:10.3389/fimmu.2020.00357. Disponível em https://www.frontiersin.org/articles/10.3389/fimmu.2020.00357/full Acessado em 22 de março de 2020.
146. Wenzhong, Liu; Hualan, Li (2020): **COVID-19:Attacks the 1-Beta Chain of Hemoglobin and Captures the Porphyrin to Inhibit Human Heme Metabolism**. ChemRxiv. Preprint. https://doi.org/10.26434/chemrxiv.11938173.v9. Disponível em https://chemrxiv.org/articles/COVID-19_Disease_ORF8_and_Surface_Glycoprotein_Inhibit_Heme_Metabolism_by_Binding_to_Porphyrin/11938173 Acessado em 10 de abril de 2020.
147. Wilmanski, T., Rappaport, N., Earls, J.C. et al. Blood metabolome predicts gut microbiome α-diversity in humans. Nat Biotechnol 37, 1217–1228 (2019). https://doi.org/10.1038/s41587-019-0233-9. Disponível em https://www.nature.com/articles/s41587-019-0233-9 Acessado em 19 de maio de 2020.
148. WORLD GASTROENTEROLOGY ORGANISATION. WGO **Practice Guideline: Dieta e Intestino**. WGO, [s. l.], abril 2014. Disponível em: https://www.worldgastroenterology.org/guidelines/global-guidelines/diet-and-the-gut/diet-and-the-gut-portuguese. Acesso em 1 abril de 2020.

149. Wu GC, Peng CK, Liao WI, Pao HP, Huang KL, Chu SJ. Melatonin receptor agonist protects against acute lung injury induced by ventilator through up-regulation of IL-10 production. Respir Res. 2020;21(1):65. Published 2020 Mar 6. doi:10.1186/s12931-020-1325-2. Disponível em https://respiratory-research.biomedcentral.com/articles/10.1186/s12931-020-1325-2 Acessado em 12 de abril de 2020.

150. Xiao F, Tang M, Zheng X, Liu Y, Li X, Shan H. **Evidence for Gastrointestinal Infection of SARS-CoV-2.** Gastroenterology. 2020;158(6):1831-1833.e3. doi:10.1053/j.gastro.2020.02.055. Disponível em https://www.ncbi.nlm.nih.gov/pmc/articles/PMC7130181/ Acessado em 16 de março de 2020.

151. Xiao F, Tang M, Zheng X, Liu Y, Li X, Shan H. Evidence for Gastrointestinal Infection of SARS-CoV-2. Gastroenterology. 2020;158(6):1831-1833.e3. doi:10.1053/j.gastro.2020.02.055. Disponível em https://www.gastrojournal.org/article/S0016-5085(20)30282-1/fulltext Acessado em 16 de março de 2020.

152. Zhang C, Shi L, Wang FS. Liver injury in COVID-19: management and challenges. *Lancet Gastroenterol Hepatol*. 2020;5(5):428-430. doi:10.1016/S2468-1253(20)30057-1. Disponível em https://www.ncbi.nlm.nih.gov/pmc/articles/PMC7129165/ Acessado em 13 de março de 2020.

153. Zhang J, Wang S, Xue Y. **Fecal specimen diagnosis 2019 novel coronavirus-infected pneumonia**. J Med Virol. 2020;92(6):680-682. doi:10.1002/jmv.25742. Disponível em https://www.ncbi.nlm.nih.gov/pmc/articles/PMC7228355/ Acessado em 13 de março de 2020.

154. Zhang R, Wang X, Ni L, et al. COVID-19: Melatonin as a potential adjuvant treatment. Life Sci. 2020;250:117583. doi:10.1016/j.lfs.2020.117583. Disponível em https://www.sciencedirect.com/science/article/pii/S0024320520303313?via%3Dihub Acessado em 12 de abril de 2020.

155. Zimmermann P, Curtis N. Coronavirus Infections in Children Including COVID-19: An Overview of the Epidemiology, Clinical Features, Diagnosis, Treatment and Prevention Options in Children. Pediatr Infect Dis J. 2020;39(5):355-368. doi:10.1097/INF.0000000000002660. Disponível em https://journals.lww.com/pidj/FullText/2020/05000/Coronavirus_Infections_in_Children_Including.1.aspx Acessado em 17 de março de 2020.

156. Zuo L, Prather ER, Stetskiv M, et al. Inflammaging and Oxidative Stress in Human Diseases: From Molecular Mechanisms to Novel Treatments. Int J Mol Sci. 2019;20(18):4472. Published 2019 Sep 10. doi:10.3390/ijms20184472. Disponível em https://www.mdpi.com/1422-0067/20/18/4472 Acessado em 27 de maio de 2020.

INFORMAÇÕES SOBRE NOSSAS PUBLICAÇÕES
E ÚLTIMOS LANÇAMENTOS

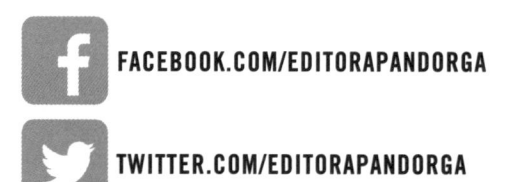

FACEBOOK.COM/EDITORAPANDORGA

TWITTER.COM/EDITORAPANDORGA

WWW.EDITORAPANDORGA.COM.BR

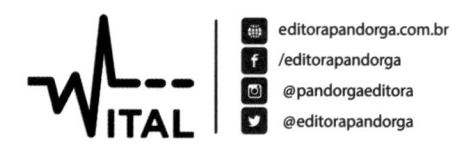

editorapandorga.com.br
/editorapandorga
@pandorgaeditora
@editorapandorga